专家与您面对面

周围血管疾病

杨永久　张新庆　主　编

中国健康传媒集团
中国医药科技出版社

内 容 提 要

本书为周围血管疾病的科普读物，对血管疾病的早期筛查与健康指导知识进行阐述。全书以病例为引导，以问题为中心，针对血管疾病的常见问题和健康知识进行问答式解读；从血管疾病的危险因素、常见表现、检查方法和健康康复指导、预防等方面，配合彩图，对周围血管病的防治进行了深入浅出的阐述。本书可供周围血管疾病患者和家属阅读，也可供基层医务工作者学习参考。

图书在版编目（CIP）数据

周围血管疾病 / 杨永久，张新庆主编 . — 北京：中国医药科技出版社，2019.3

（专家与您面对面）

ISBN 978-7-5214-0803-4

Ⅰ . ①周…　Ⅱ . ①杨…　②张…　Ⅲ . ①血管疾病－防治　Ⅳ . ① R543

中国版本图书馆 CIP 数据核字（2019）第 027856 号

美术编辑　陈君杞
版式设计　锋尚设计

出版　**中国健康传媒集团** | **中国医药科技出版社**
地址　北京市海淀区文慧园北路甲 22 号
邮编　100082
电话　发行：010-62227427　邮购：010-62236938
网址　www.cmstp.com
规格　710 × 1000mm　$^1/_{16}$
印张　$10^1/_4$
字数　151 千字
版次　2019 年 3 月第 1 版
印次　2019 年 3 月第 1 次印刷
印刷　三河市万龙印装有限公司
经销　全国各地新华书店
书号　ISBN 978-7-5214-0803-4
定价　49.00 元

编 委 会

前言

我们人体的血管就如同地球上的河流，纵横交错地分布在身体内的每个角落，日夜不息地为我们输送着血液营养，是一条日夜奔流不息的"生命之河"。

周围血管疾病已经成为危及我国人民健康和增加经济负担的常见慢性病之一。血管问题引发的疾病，会出现多种多样的情况。下肢动脉硬化、急性动脉栓塞、糖尿病足、下肢静脉曲张、深静脉血栓形成、致命性肺栓塞、蚯蚓腿等各种疾病，看似是不同的脏器或组织上出现了问题，但实际上这些疾病都是由周围血管问题引发的。日常生活中经常出现的肢体凉、麻、痛，肢体肿胀，肢体足趾破溃，脉搏减弱或消失，"蚯蚓腿"等，这些看似无关紧要的症状，都是血管无声的呐喊，是在警示我们自己的周围血管出现了问题。对于这些周围血管疾病常见的疑问，读者可以从本书里找到答案，了解如何才能养护好自己的周围血管，让"生命之河"川流不息。

本书的编者都是从事临床一线工作的中青年学者，在其繁重的医疗、教学和科研工作的同时积极参与本书的编撰，付出了许多的努力。编者在本书编写的过程中力求科学实效、图文并茂、通俗易懂，在参考国内外有关诊疗规范与最新进展的基础上，结合每位编者的临床经验，从百姓最关心的常见周围血管问题写起，以期为公众及关心血管疾病健康的血管疾病患者简述常见周围血管疾病的健康科普知识，提高读者的生活质量。编者也真诚欢迎我们的读者朋友，针对本书存在的问题和不足提出建议和意见。

编者

2019年1月

目录

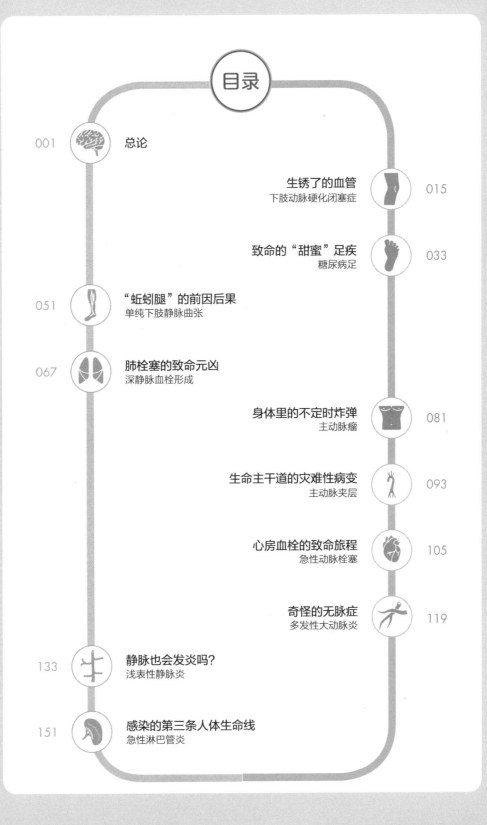

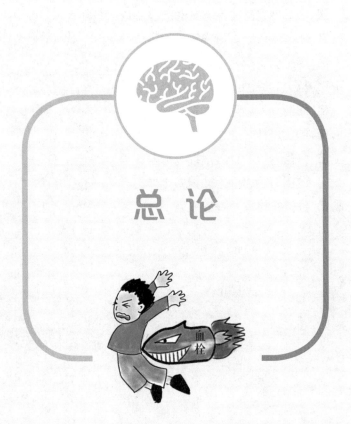

总 论

什么是周围血管?

血管是指血液流过的一系列管道,所谓周围血管是指除心脏和脑血管以外的躯干和四肢血管,包括动脉、静脉及毛细血管。动脉从心脏将血液带至身体组织,静脉将血液自组织间带回心脏,微血管则连接动脉与静脉,是血液与组织间物质交换的主要场所。

周围血管有多重要?

血管是人体交通的生命线。人体的血管好比一个输油管道,动脉血每时每刻在动脉中流动,就好比人体内的原油,通过不同管道将能量源源不断输送至各组织器官。如果把一个人全身所有的血管连接起来,全长有15万多公里,可以绕赤道4圈。它如同地球上纵横交错的河流,分布在身体内的每个角落。血管一旦出现了管腔的堵塞、狭窄或是扩张、增宽,最终引起器官缺血坏死或血管破裂出血,严重者甚至危及生命。

破坏血管的生活方式有哪些?

如今,人们常在外面应酬,食用"高油、高盐、高糖"的不健康饮食,导致血管里的脂肪越来越多,容易将血管堵塞。繁忙的都市生活,昼夜颠倒,打乱血管生物钟,越来越多人不可避免地成为"熬夜族"。一天两包烟,血管易"中毒"。研究证明,吸烟是血管疾病的独立危险因素。坏心情伤血管,精神压力可引起血管内膜收缩,加速血管老化。长期不运动,血管内的垃圾会逐渐累积,形成粥样硬化斑块这个"不定时炸弹"。高血压、糖尿病也拖累周围血管,高血糖不仅累及微血管,还会导致大血管病变,没有症状或不加控制的高血压,是引发诸多血疾病的导火索。下肢血管很重要,但常被大家忽视,如果脑

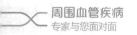

血管有问题，出现心脏病的概率是正常人的2～3倍，可如果下肢血管有问题，这概率就会变成4倍。

哪些病属于周围血管疾病？

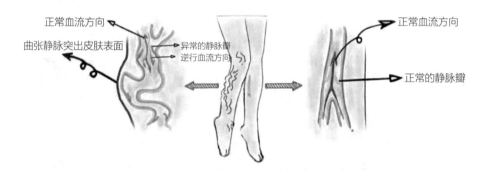

周围血管疾病是除心脏和颅内血管区域的血管疾病。周围血管疾病是一种危害性极强的高发病种，若长期不愈，病情将呈进行性发展趋势，重者将导致截肢致残，甚至危及生命。周围血管病分为动脉系统疾病、静脉系统疾病和动静脉联合疾病。

通俗地说，如果血管破了，窄了或堵了，血管壁薄弱后血管扩张——鼓了，血管连接错位了，血管在胎里没长好或者长了肿瘤就得了血管病，常说的血管损伤、动脉栓塞、动脉硬化闭塞症、脉管炎、静脉血栓形成、布-加综合征、动脉瘤、静脉扩张、静脉瓣膜病、动静脉瘘、血管瘤、动脉体瘤和雷诺病等都属血管疾病。

周围血管病有哪些常见的表现？

○ 手术后或不明原因地在短时间内出现的一侧或双侧下肢肿胀，要警惕深静脉血栓形成。

○ 有心脏病房颤的患者突然出现剧烈腹痛、恶心、呕吐或突然出现肢体的凉、麻、痛、苍白、缺血，很可能出现了动脉栓塞。

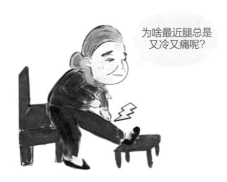

为啥最近腿总是又冷又痛呢?

○ 老年人、糖尿病患者逐渐出现的肢体脉弱、无脉，短距离步行后小腿抽筋、疼痛，休息后缓解，步行再发；肢体凉、麻、痛，再严重肢体就会出现青紫、发黑坏死，这些是动脉硬化狭窄、闭塞的表现。

○ 青年人特别是男性出现肢体脉弱、无脉、凉、麻、痛，有可能得了脉管炎。

○ 年轻女性脉弱、无脉、头晕、高血压、白内障有，可能得了大动脉炎（无脉症）。

○ 身体任何部位摸到跳动的肿块可能是动脉瘤或动静脉瘘。

○ 下肢青筋暴露，甚至瘙痒、发黑、破溃、静脉炎等，可能是静脉曲张。

○ 一些易见的血管突起、含血肿块都可能是血管病。

得了血管疾病轻则可能致残，重则会危及生命。应及时来血管科诊治。大多数血管疾病是可治疾病并且治疗效果良好。

常见的周围血管疾病都有哪些?

生锈了的血管——外周动脉粥样硬化闭塞症

随着年龄的增大，人体的血管会形成的斑块脂类物质，像水管结水垢一样逐渐堵塞血管，动脉血管腔越来越狭窄或阻塞。这就好比我们日常生活中用的自来水水管，日久要生锈一样，生锈的水管腔会越来越窄，水流就越来越细，流动也越来越困难。换成血管的话，就会导致管腔闭塞而发生肢体远端缺血等严重后果，对人类健康的危害甚大所以称之为动脉粥样硬化。

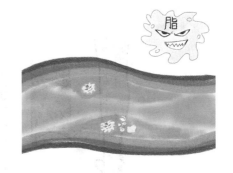

脂

致命的"甜蜜"足疾——糖尿病足

糖尿病足是糖尿病严重的血管并发症之一，常出现足部感觉丧失、疼痛、溃疡及肢端坏死等。最常见的后果是慢性溃疡，最严重的结果是截肢。糖尿病足的发患者群主要为糖尿病病程较长且血糖控制不良的老年患者，由于痛觉减弱或消失，往往不能及时发现病变，从而使伤口迅速扩大，造成足部溃烂、肢端红肿、变黑、坏疽等。

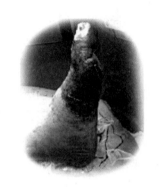

"蚯蚓腿"的前因后果——单纯下肢静脉曲张

小腿爬上了"蚯蚓"，恐怖吗？要知道，有一种"蚯蚓"深藏在皮肤下，趁你不注意的时候慢慢现身，刚开始的时候不痛也不痒，往往易被人忽略和不重视，可是如果你不管它，渐渐地腿部会有酸胀感，并出现皮肤色素沉着，肢体出现异样感觉，如麻木、瘙痒等，一旦瘙痒抓破后，就会形成溃疡和坏疽。这种"蚯蚓"在医学上称之为下肢静脉曲张，是一种下肢静脉系统血管病变。

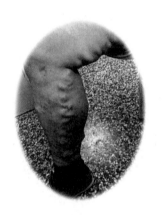

肺栓塞的致命元凶——下肢深静脉血栓形成

如果突然发生单腿肿胀，并伴有胸闷气短，很有可能就是下肢深静脉血栓——这个悄无声息的"杀手"在作祟，易发生急性肺动脉栓塞，必须尽快就医。

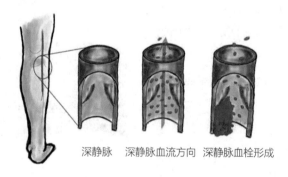

深静脉　深静脉血流方向　深静脉血栓形成

深静脉血栓形成是指身体的深静脉形成了血栓，通常下肢静脉最为常见。发病早期常无任何症状，病情加重可引起患肢疼痛、肿胀，静脉内的血栓一旦脱落，会随着血流在身体内游走，若血栓堵塞肺部血管，即肺动脉栓塞，常危及生命。

身体内的不定时炸弹——主动脉瘤

动脉瘤不是我们常说的癌症，它是动脉壁形成局限性膨出，以搏动性肿块为主要症状，可以发生在动脉系统的任何部位。而以肢体主干动脉、腹主动脉和颈动脉较为常见。动脉瘤的病因有两类。

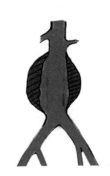

1 先天性动脉壁结构异常，如马方综合征。

2 后天性动脉病变或损伤，如动脉硬化、损伤、感染（细菌性或梅毒性）以及非感染性动脉炎（如多发性大动脉炎，放射性动脉炎）等。

生命主干道的灾难性病变——主动脉夹层

主动脉疾病是人类自出现就无法避免的疾病。有很多名人爱因斯坦、林肯、李四光、美国排球明星海曼以及我国排球运动员朱刚等，都死于主动脉疾病。主动脉夹层是最凶险的疾病，即主动脉内膜被撕裂，血液经破口进入到血管壁的中层，形成了一个夹层，这种情况下，血管壁只剩下一层薄薄的外膜，在主动脉血流的高压冲击下，一旦破裂就会像决堤的洪水一样，患者迅速死亡，只需几分钟。

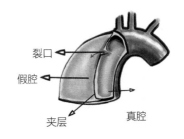

裂口
假腔
夹层　　真腔

心房血栓的致命旅程——急性动脉栓塞

急性动脉栓塞，指的就是人体的动脉被栓子给堵塞了。具体来说，就是血栓（大部分来自心房）或进入血管内的异物成为栓子，这些栓子会随着血流流动，最终堵在和自己体积差不多的动脉内，最终造成动脉阻塞，引起急性缺血的临床表现。这种病起病急，症状重，进展迅速，严重者可能引起动脉供血脏器或肢体的缺血坏死而危及生命。

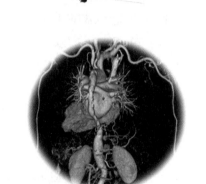

奇怪的无脉证——多发性大动脉炎

多发性大动脉炎又称为高安病，无脉病，主动脉弓综合征等，是一种较为常见的原发性免疫性动脉疾病，多发于青少年女性。本病特点是主动脉及其主要分支的多发性、非化脓性炎症性疾病，病变常累及数处血管，使受累血管发生狭窄或闭塞，少数可引起扩张或动脉瘤形成。

静脉也会发炎吗？——浅表性静脉炎

静脉炎的出现为人们造成很大的苦恼，静脉炎再也不是一个陌生的话题。早期发现患肢出现红、热区域，伴有触痛，在牵引患部时疼痛加剧，检查时在浅静脉可见1cm宽的红线，长短不一，局部皮肤温度增高，皮下触及一柔软的索状肿块，此即血栓形成的静脉，皮肤

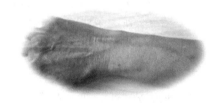

的红、热说明有静脉周围炎和渗出。随着病变的消退，皮肤红、热和局部触痛逐渐消失，而留下棕色色素沉着。该静脉在数周内仍可触及索状肿物，有时可永久不退。

感染的第三条人体生命线——急性淋巴管炎

急性淋巴管炎是一条或多条淋巴管发炎，是通过局部创口或溃疡感染细菌所致，也有一些患者没有明确的细菌侵入口，感染从淋巴管传播到局部的淋巴

结所致。本病多见于四肢，往往有一条或数条红线向近侧延伸，沿行程有压痛，所属淋巴结可肿大、疼痛，严重者常伴有发热、头痛、全身不适、食欲不振及白细胞计数增多，所以早诊断、早治疗才是关键。

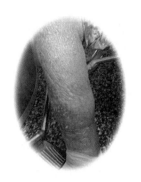

血管介入治疗技术是从哪里来的？

血管介入治疗也叫腔内血管外科技术，开始于20世纪60年代，1964年血管外科大夫Dotter等首先采用同轴导管技术成功地完成了动脉狭窄扩张术，开创了血管疾病介入治疗的先河。此后，该项技术不断完善，不断扩大治疗范围，如血管腔内成形术（扩张术）、腔内支架置入术（上支架）、动脉瘤隔绝术（上带膜支架）和动脉栓塞术等，用于治疗各种周围血管疾病、冠心病、各种肿瘤的局部化疗和栓塞等，它已成为血管外科的重要治疗手段。

> 治疗血管疾病，您要找内行
> ——血管外科的介入治疗优势

到底是什么血管介入治疗技术？

什么是血管外科介入治疗技术？

血管外科介入技术是在影像设备的监测下利用特殊的穿刺针、导管和器械，经皮进入血管腔内的治疗性操作。

血管外科介入技术治疗什么疾病？

大多数的动脉狭窄和扩张性疾病均可用血管外科介入技术治疗，如主动脉夹层动脉瘤、肢体动脉缺血、颈动脉狭窄、锁骨下动脉狭窄、腹主动脉瘤、周围动脉瘤等。下肢深静脉血栓形成易并发肺栓塞，也可通过血管腔内放置滤器得到预防。

血管外科介入治疗有什么优点？

血管外科可以为您选择治疗血管疾病的最好方案，如保守治疗、介入治疗、手术治疗等。血管外科介入治疗具有微创、安全、住院时间短、远期疗效好的特点，是血管外科重要治疗手段之一。

介入治疗出现风险怎么办？

介入治疗也有一定的风险，如血管损伤、血栓形成等，可由富有经验的血管外科医师直接处理。

血管外科的介入治疗有哪些优势？

血管外科最懂血管病

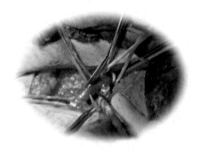

血管疾病复杂多样，不是单一手段能处理好的。血管外科大夫知道血管疾病是怎么回事，他们掌握着包括药物、介入、手术等完善的治疗手段，从患者利益出发怎么治疗最好，就用什么方法，不会出现"为做介入而做介入"的现象。

血管外科大夫掌握着完善复杂的介入技术

他们最懂血管解剖，有着灵巧的双手，能高质量地完成各种介入治疗，一些介入技术必须是在手术的配合下才能完成的。

可为您提供良好的术前、术中、术后服务

作为临床科室，血管外科可为您提供术前、术中、术后全面的服务，期间万一出现意外（任何疾病的治疗都可能有个别并发症发生），血管外科医师经验

丰富，手段全面，可以直接处理，这是其他辅助科室难以做到的，为患者增加了安全保证。

记得节后给周围血管做个体检。

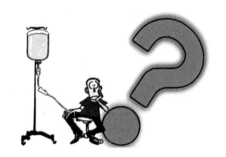

每逢节假日前后，医院里周围血管疾病患者常会增加。因此，不妨给周围血管做个全面的检查，这样能及早发现风险，尽早预防，让血管健健康康地开始新的一年。

为何血管疾病容易在长假后频频逞凶？这主要有四方面原因：一是春节前后，气温仍然较低，人体血管收缩痉挛，容易引起供血不足；二是冬春季节天气干燥，导致血液黏稠度过高，可能致使血管堵塞；三是长假期间，人们容易摄入太多高脂肪、高热量的食物，这会导致血脂、血糖增高，也会增加血液黏稠度，增加血管病的发病危险；四是休假期间，人们熬夜娱乐、生活无规律等，容易情绪激动，加大了血管疾病发作的风险。所以，为了在早期发现病患风险及有效降低血管疾病危害，体检必不可少。长假回来，投入紧张的工作前，一定要更关注血压、血糖、血脂，尽早发现高血压、糖尿病和高血脂等疾病苗头。已有高血压、糖尿病和高血脂等患者，即使没有胸闷、憋气等心血管疾病症状，也不能放松警惕，一定要到专业的体检中心筛查血管疾病。

我该怎样保养我的血管？

莫生气，凡事心平气和。
多吃有益于心脏的水果，如苹果、香蕉等。
饮食规律，多吃蒸煮食品，少盐多醋，少吃荤肉。

睡眠充足良好，人休息好了心脏也好。
多运动，增强心脏功能 。
少喝咖啡。

控制体重

研究表明：体重增加10%，胆固醇平均增加18.5，冠心病危险增加38%；体重增加20%，冠心病危险增加86%，有糖尿病的高血压患者比没有糖尿病的高血压患者冠心病患病率增加1倍。

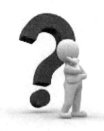

戒烟

烟草中的烟碱可使心跳加快、血压升高（过量吸烟又可使血压下降）、心脏耗氧量增加、血管痉挛、血流动力学异常以及血小板的黏附性增加。这些不良影响，使30～49岁的吸烟男性的冠心病发病率高出不吸烟者3倍，而且吸烟还是造成心绞痛发作和突然死亡的重要原因。

戒酒

美国科学家的一项实验证实乙醇对心脏具有毒害作用。过量的乙醇摄入能降低心肌的收缩能力。对于患有心脏病的人来说，酗酒不仅会加重心脏的负担，甚至会导致心律失常，并影响脂肪代谢，促进动脉硬化的形成。

改善生活环境

污染严重及噪音强度较大的地方，可能诱发心脏病。因此应改善居住环境，扩大绿化面积，降低噪音，防止各种污染。

避免拥挤

避免到人员拥挤的地方去。无论是病毒性心肌炎、扩张型心肌病，还是冠心病、风湿性心脏病，都与病毒感染有关，即便是心力衰竭也常常由于上呼吸道感染而引起急性加重，因此要注意避免到人员拥挤的地方去，尤其是在感冒流行季节，以免受到感染。

合理饮食

应有合理的饮食安排。高脂血症、不平衡膳食、糖尿病和肥胖都和膳食营养有关，所以，从心脏病的防治角度看营养因素十分重要。原则上应做到"三低"——低热量、低脂肪、低胆固醇。

适量运动

积极参加适量的体育运动。维持经常性、适当的运动，有利于增强心脏功能，促进身体正常的代谢，尤其对促进脂肪代谢，防止动脉粥样硬化的发生有重要作用；但也需避免过于剧烈的活动，活动量应逐步增加，以不引起症状为原则。

规律生活

养成健康的生活习惯。生活有规律，心情愉快，避免情绪激动和过度劳累。

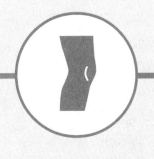

生锈了的血管

下肢动脉硬化闭塞症

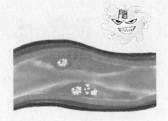

下肢动脉硬化——你需要知道的那些事儿

那就让我们从动脉慢慢谈起吧！

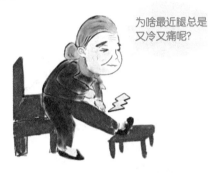

为啥最近腿总是又冷又痛呢?

什么是动脉?

人体的血管由动脉、毛细血管和静脉组成，是一个"密闭"的管道系统，承担着运输血液、供应全身脏器营养的作用。动脉是由心室发出的血管，即"离心"血管，不断地分支，越分越细，最后移行于毛细血管。

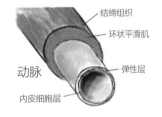

结缔组织
环状平滑肌
弹性层
动脉
内皮细胞层

动脉硬化怎么来的?

动脉发生像"粥"一样的病变，即血管内膜上附着了一层类似于小米粥一样的物质，它们主要包括脂质和复合糖类、纤维组织和钙质，我们统称它们为"斑块"，随着"斑块"的逐渐长大，加上动脉中层的退变，动脉原有的组织结构不见了，管腔窄了，相应的组织器官就会"动力不足"。这些斑块如果不安分的话，可能会破裂、出血，这样就会导致局部血栓形成，最终导致血管堵死。

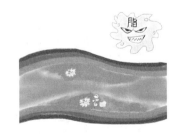

脂

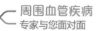
动脉硬化都有什么症状?

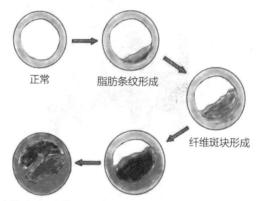

正常　　　　脂肪条纹形成

纤维斑块形成

斑块破裂，血栓形成　粥样硬化斑块形成

动脉硬化的危险因素都有哪些?

动脉硬化的原因中最重要的是高血压、高血脂、吸烟三大危险因子。其他如肥胖、糖尿病、运动不足、紧张状态、高龄、家族病史、脾气暴躁等都有一定程度的影响。

以上说了这么多诱因，只有年龄和家族史是我们不可控制的，其他的只要我们"管住嘴、迈开腿"，用健康的生活方式，基本可以躲开这些危险因素。还等什么呢？行动起来！！！

高胆固醇血症危害有多严重?

❶ 致残、致死率高

我国每年有26万人死于心血管疾病，每12秒就有1人被心血管疾病夺去生命。我国每年新发脑卒中患者200万，其中2/3致死或致残，现存脑卒中患者累计700万。

❷ 高胆固醇血症是"无声杀手"

○ 胆固醇升高没有任何症状，很难被发现。

○ 即使被发现也很少得到有效控制。

○ 常常突然导致心肌梗死、脑梗死、猝死等。

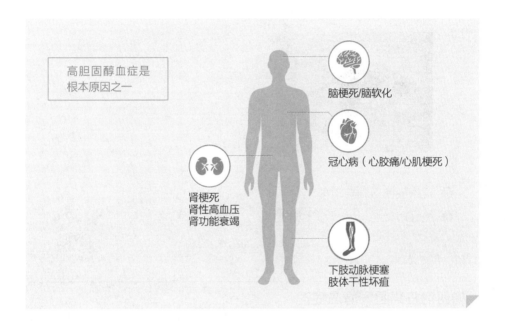

高胆固醇血症是
根本原因之一

脑梗死/脑软化

冠心病（心胶痛/心肌梗死）

肾梗死
肾性高血压
肾功能衰竭

下肢动脉梗塞
肢体干性坏疽

降胆固醇治疗有哪些好处？

❶ "坏"胆固醇（LDL-C）→ 动脉粥样硬化斑块 → 斑块 → 斑块破裂 → 急性心肌梗死、脑栓塞、猝死等急性事件。

❷ 血胆固醇每降低1%，冠心病的危险降低2%，使用他汀类降血脂可以减少冠心病事件34%。

哪些人需要检查血脂？

❶ 已有冠心病、脑血管病及周围动脉硬化者。

❷ 有高血压、糖尿病、肥胖及吸烟者。

❸ 有冠心病及动脉硬化家族史者，特别是早发家族史。

❹ 有黄瘤及黄疣者。

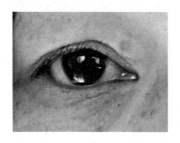

❺ 有家族性血脂异常者。

❻ 绝经后女性、40岁以上男性。

如何治疗高胆固醇血症？

○ 了解并记住自己的目标胆固醇水平。

○ 按医生指导选择降胆固醇药物。

○ 治疗要达标并长期坚持。

○ 积极改善生活方式。

特别注意患有以下患者需要低密度胆固醇LDL-C降低到1.8mmol/l以下。

❶ 冠心病（包括心绞痛、心肌梗死、支架植入术后及冠脉搭桥术后）。

❷ 脑血管病（脑梗死、脑出血、一过性脑缺血发作）。

❸ 周围动脉疾病（包括颈动脉斑块形成）。

❹ 糖尿病。

治疗高脂血症的药物怎么选择？

高胆固醇血症	高甘油三酯血症	低HDL-C血症	混合型血脂异常
·首选他汀类药(阿托伐他汀、辛伐他汀、普伐他汀)	·首选贝特类药(非诺贝特)	·治疗性生活方式改变（饮食、锻炼）	·以TC升高为主：首选他汀类药 ·若TG>500mg/dL首选贝特类或烟酸类药先降TG ·如TG<500mg/dL仍将LDL-C达标作为首要目标

强效他汀类药物治疗	中效他汀类药物治疗	弱效他汀类药物治疗
每日剂量可使LDL-C平均降低>50%	每日剂量可使LDL-C平均降低30%~50%	每日剂量可使LDL-C平均降低<30%
阿托伐他汀 40~80 mg 瑞舒伐他汀 20（40）mg	阿托伐他汀 10（20）mg 瑞舒伐他汀 10（5）mg 辛伐他汀 20~40 mg 普伐他汀 40（80）mg 洛伐他汀 40 mg 氟伐他汀缓释剂 80 mg 氟伐他汀 40 mg，每日2次 匹伐他汀 2~4 mg	辛伐他汀 10 mg 普伐他汀 10~20 mg 洛伐他汀 20 mg 氟伐他汀 20~40 mg 匹伐他汀 1 mg

瑞舒伐他汀	阿托伐他汀	氟伐他汀	匹伐他汀	洛伐他汀	普伐他汀	辛伐他汀	LDL-C降幅%
-----	-----	40 mg	1 mg	20 mg	20 mg	10 mg	30%
-----	10 mg	80 mg	2 mg	40 /80 mg	40 mg	20 mg	38%
5 mg	20 mg	-----	4 mg	80 mg	80 mg	40 mg	41%
10 mg	40 mg	-----	-----	-----	-----	80 mg	47%
20 mg	80 mg	-----	-----	-----	-----	-----	55%

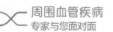

怎么降脂治疗才安全?

减低胆固醇治疗的关键是达标,只有达标了才能有效地预防冠心病、脑血管疾病及死亡,所以他汀类药物应用要足量。高脂血症是一种慢性疾病,只能靠药物控制,多数患者停药后1~2周血脂水平就会回到治疗前水平。

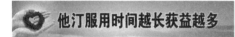

- 在一项研究中,LDL-C降低1.0mmol/L的情况下,他汀服药时间与获益的关系

他汀服用时间	缺血性心脏事件的降低
第1年	11%
第2年	24%
3~5年	21%
≥6年	36%

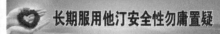

- 很多研究均证实,他汀长期服用是安全的
  · 他汀类药物的研究,从数月至数年不等
  · 其中很多研究在3~5年之间
  · 有的研究进行了10年之久

长期服用他汀类药物很安全,但对于应用2种以上降脂药物的患者、肝肾功能不全的患者以及老年人、合并应用其他类药物时应注意以下几点。

❶ 服调脂药6~8周时应复查血脂及安全指标:安全指标查ALT、CK。

❷ 按血脂水平判定疗效,疗效不满意,应考虑增大剂量或更换调品种。

❸ ALT>正常上限3倍和(或)CK>正常上限5倍,应减量或停药。

❹ 若有异常监测指标,应定期复查,追踪到恢复正常为止。

得了高脂血症,应该怎么改变生活方式?

❶ 合理膳食

○ 动物性食物均含有一定量的饱和脂肪酸和胆固醇,摄入过多可增加患心脑血管病的危险性。

○ 鱼类脂肪含量一般较低,且含有较多的多不饱和脂肪酸。

○ Ω-3系多不饱和脂肪酸,由寒冷地区的水生植物合成,以这些植物为生的鲱鱼和鲑鱼等深海鱼的脂肪中，富含二十碳五烯酸（EPA）和二十二碳六烯酸（DHA）。具有降低血脂、防治动脉硬化和预防血栓形成的作用。

○ 应多吃鱼类、禽肉、少吃猪肉。

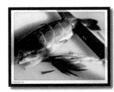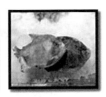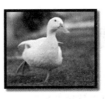

推荐成人每日摄入量
鱼虾类50～100克
畜禽肉类50～75克
蛋类25～50克

尤其少吃坚果类食品，两个核桃或一小把花生或瓜子就相当于一勺油的热量了。

食用油	10g
核桃	15g
杏仁	15g
花生米	15g
葵瓜子	25g
黑瓜子	40g

❷ 适量运动

运动项目	消耗（千卡）
静坐、看电视、看书、聊天、写字、玩牌	30~40
轻家务活动：编织、缝纫、清洗餐桌、清扫房间、跟孩子玩（坐位）	40~70
散步（1600m/h）、跳舞（慢速）、体操、骑车(8.5km/h)、跟孩子玩（站）	100
步行上学或上班、乒乓球、游泳(20m/min)、骑车(10km/h)	120
快步(1000~1200m/10min)	175
羽毛球、排球（中等）、太极拳、跟孩子玩（走、跑）	150
擦地板、快速跳舞、网球（中等）、骑车（15km/h）	180
网球、爬山（5°坡度）、一般慢跑、羽毛球比赛、滑冰（中等）	200
一般跑步、跳绳（中速）、仰卧起坐、游泳、骑车（19~22km/h）	200~250
上楼、游泳（50m/min）、骑车(22~26km/h)、跑步(160m/min)	300

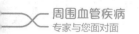

如果身体健康，每天应该坚持30分钟以上中等强度的运动。

❸ 控制体重

调整饮食结构、减少热量摄入、坚持规律运动、增加热量消耗、定期称体重监督自己。

BMI体重指数		指数范围分类	
·体重（kg）÷[身高（m）]²		<18.5	体重过低
		18.5～23.9	体重正常
·可较好地反映机体的肥胖程度		24.0～27.9	超重
		≥28	肥胖

❹ 戒烟限酒

以燕京啤酒为例，其酒精度为4%，即100ml含乙醇4g，每瓶640ml，含乙醇25.6g，能量约180kcal。因此，成年男性每天不应超过1瓶，成年女性不应超过半瓶。

成年男性	成年女性
·乙醇<25g/d	·乙醇<15g/d
·啤酒<750ml/d	·啤酒<450ml/d
·葡萄酒250ml/d	·葡萄酒150ml/d
·38度白酒<75g/d	·38度白酒<50g/d
·高度白酒<50g/d	

下肢动脉硬化有哪些具体表现？

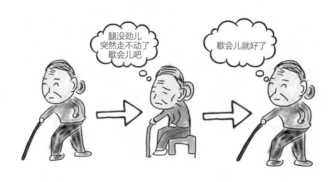

❶ Ⅰ期：无明显临床症状或仅有麻木、发凉，腿部肌肉会出现痉挛，俗称抽筋，由于这些病变并不典型，很容易与其他病混淆，经常被老年人误认为缺钙、老寒腿等贻误治疗。

❷ Ⅱ期：间歇性跛行，是下肢动脉硬化症最常见的症状。

"行走—疼痛—休息—缓解"，表现为患者行走一段距离后，由于肌肉耗氧量增加，但动脉供血不足，引起组织缺氧，产生痉挛性疼痛，被迫停止运动，休息一会儿后，通过侧支循环，逐渐血液供应再次恢复，疼痛缓解，再次运动后，疼痛可反复出现。随着缺血的加重，患者行走后出现疼痛的距离会越来越短，从几百米到最后的十几米，甚至几米。

❸ Ⅲ期：静息痛，是肢体严重缺血的表现。

就是患者在不运动的时候肌肉等组织仍然会出现供血不足，出现疼痛，疼痛剧烈，且为持续性，尤其在夜间患者入睡时更重。抬高下肢疼痛加重，低垂或轻微活动后疼痛可减轻，迫使患者屈膝护足而坐，使得患者寝食难安，精神紧张。这个时期提示侧支循环已不能代偿血供，组织已经濒临坏死，如果不积极治疗，进一步发展就会进入坏死期。

❹ Ⅳ期：溃疡、坏疽，即"烂脚"。

组织缺血、缺氧最终导致肢体坏死：患者出现趾端发黑、干瘪，坏疽或缺血性溃疡。在这一时期，患者动脉严重闭塞且侧支循环不佳或并发动脉血栓栓塞。坏死症状较轻时肢体会出现组织营养障碍，皮肤粗糙、脱屑或皲裂；汗毛稀少或脱落；趾甲生长缓慢、增厚、少光泽，足部外伤也非常不容易愈合。症状加重时，下肢出现坏死，并发感染者可有全身中毒表现，如发热、烦躁等，严重者危及生命，一部分患者最终面临截肢。

皮肤有啥改变？

动脉缺血常导致皮肤松弛，汗毛脱落，趾甲生长缓慢，变形发脆，较长时间的缺血可引起肌萎缩。静脉淤血好发于小腿足靴区，表现为皮肤光薄，色素沉着，伴有皮炎、湿疹、皮下脂质硬化及皮肤萎缩。

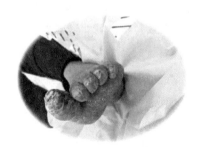

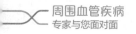

去医院查些啥？

　　◎ 一般检查：因患者多为中、老年人，可能存在多种伴随疾病及动脉粥样硬化危险因素，需全面检查，包括血压、血糖、血脂测定及心、脑血管评估等。

　　◎ 踝肱指数（ABI）：静息状态下 ABI 一般在 0.91 ~ 1.30 之间，高于 1.30 提示动脉管壁僵硬不易压瘪；ABI 在 0.90 ~ 0.41 之间，提示存在轻 ~ 中度缺血；ABI ≤ 0.40，提示存在严重缺血。

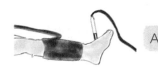

$$ABI = \frac{踝动脉（足背动脉或胫后动脉）收缩压的高值}{左或右肱动脉收缩压的高值}$$

　　◎ 经皮氧分压测定。

　　◎ 彩色多普勒超声：为常用筛查手段，可见动脉硬化斑块及管腔狭窄、闭塞等血管情况。该方法无创、方便且花费较低。

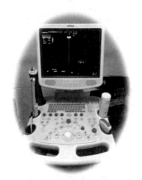

　　◎ CT 血管成像（CTA）：下肢动脉 CTA 已成为下肢动脉硬化闭塞症的首选检查方法，可清楚地显示动脉病变的部位、范围和程度，明确诊断，并为治疗方案的确定提供帮助。不足之处是由于需使用含碘造影剂，对肾功能可能造成影响，肾功能不全者慎用。

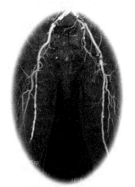

　　◎ 磁共振血管成像（MRA）：作用基本同 CTA，亦可为下肢动脉动脉硬化闭塞症提供明确的影像学诊断，优点是无须使用含碘造影剂，但对钙化的分辨能力差，并可能会过高估计病变的严重程度。

　　◎ 数字减影血管造影（DSA）：虽然是有创的检查，但目前仍然为诊断下肢动脉硬化闭塞症的金标准，能确切显示病变部位、范围、程度、侧支循环情况，延迟现象可评价远端流出道情况。DSA 对于病变的评估及手术方式的选择均具有重要意义，同时在有条件的医院，可在造影的同时行血管腔内治疗，同期解决动脉病变。

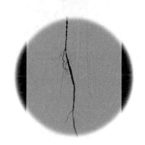

下肢动脉硬化应怎么治疗？

下肢动脉硬化是全身病变的局部表现，所以治疗同样需要全身治疗和局部治疗相结合。

全身治疗

○ 消除危险因素：戒烟、控制高血压、糖尿病、调节血脂，使低密度胆固醇（LDL）降至 <1.8mmol/L，改善高凝状态，控制体重等。

○ 加强运动：鼓励患者坚持步行 20 ~ 30 分 / 次，每天尽量多次。

○ 药物治疗：以抗血小板、扩张血管、改善侧支循环为主。

局部治疗

○ 血管腔内成形术（包括球囊扩张和支架植入）

球囊扩张（PTA）：对于保守治疗无效或病变血管狭窄超过50%的患者，可以进行介入治疗的干预。目前常用的下肢动脉硬化狭窄和闭塞程度的分级标准为TASC 分级标准，根据病变血管的范围、程度选择合适的治疗方法。球囊扩张目前主要用于治疗膝关节以下动脉血管的病变或者作为膝关节以上动脉血管支架植入治疗的联合治疗。

支架植入：膝关节以上动脉包括股动脉、髂动脉，在球囊扩张治疗的同时多联合支架植入治疗，对于严重的动脉壁钙化、完全闭塞性病变和球囊扩张后出现夹层的病变，应当植入支架。研究证明，股髂动脉支架植入后保持血管的远期通畅率明显高于单纯球囊扩张。

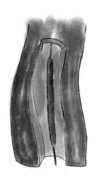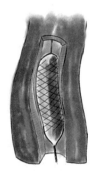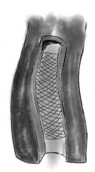

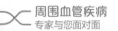
○ 不能单凭影像检查结果作为选择临床治疗方法的依据，应结合患者的临床症状、全身情况、TASC分级等情况选择合适治疗方案。症状较轻的患者可选药物治疗，症状较重的间歇性跛行或严重下肢缺血患者应以手术或血管腔内治疗为主。

下肢动脉硬化入院后如何护理?

患肢护理:

○ 患肢适当保暖，禁热敷，禁冷敷，以免引起血管痉挛收缩。

○ 取合适的体位，睡觉时取头高脚低位，使血液易灌流至下肢。

○ 避免长时间维持一个姿势不变，以免影响血液循环。

○ 坐时应避免一脚搁在另一脚膝盖上，防止动、静脉受压阻碍血流。

○ 保持足部清洁干燥，用温水洗脚，以免烫伤；皮肤瘙痒时，可涂止痒药膏，避免手抓，以免造成继发感染。

Buerger运动: 增加末梢血液循环，但不适于溃疡或坏疽的情况

平躺，抬高双腿45°~60°，约1~3分钟；双腿自然下垂，保持3分钟，立刻平躺并举高脚部；平躺，双腿放平，同时双足和足趾向上、下、内、外各个方向运动10次，卧床休息5分钟，重复10次。

下肢动脉硬化如何预防?

○ 提倡文明的生活方式: 饮食应以清淡为主,多食富含维生素食品、新鲜蔬菜、水果、牛奶等，避免高糖、高脂食物。禁烟、忌酒，减少不良嗜好，保持身心愉悦。

○ 坚持适度的健身锻炼: 人们常说"生命在于运动"。对于下肢动脉狭窄和闭塞的患者，健身锻炼的好处是药物及手术难以达到的。锻炼应适度，以散步为例，如行走1000米左右出现患肢小腿或足部疼痛症状，那他应在行走500~800米后停下休息一会儿再走；如果是快步行走出现症状，那他应放慢行走速度。

总之既要给缺血下肢一定的运动负荷，又以不出现小腿疼痛症状为度。

◎ 积极治疗原发病：控制高血压、糖尿病、调节血脂，改善高凝状态，才能从源头真正意义上的杜绝动脉硬化的病程进展。

◎ 定期复查：注意活动后出现疼痛的距离变化和足趾皮肤颜色的变化，应当定期到医院复查随访，做到早发现、早诊断、早治疗。

下肢动脉硬化后如何养护？

饮食注意事项

◎ 控制热量、控制脂肪、控制糖分、控制盐分

1. 少食动物性脂肪、少用含饱和脂肪酸的油脂如动物油及黄油烹饪食物。

2. 每周吃猪肉不超过3次。

3. 每日不超过2个蛋黄、少吃动物内脏。

4. 不食或少食甜食、奶油、糖果或饮料。

5. 每日摄盐量控制在5g以内。

◎ 提倡规律饮食、提倡粗粮、提倡蔬菜水果、提倡鱼及海产品

1. 吃饭要定时。

2. 宜多吃高纤维素的食物，因食物纤维不易被人体胃肠道所消化，摄入高纤维食物后可改善大便习惯，使粪便中胆固醇及时排出，从而起到降低血清胆固醇含量的作用。

3. 宜多吃富含维生素C的食物，因维生素C可促使胆固醇羟基化，从而减少胆固醇在血液和组织中的蓄积。

4. 每周至少吃2次鱼，宜多吃些水产海味食物，如海带、海蜇、淡菜、紫菜、羊栖菜、海藻之类，这些海产品都是优良蛋白质和不饱和脂肪酸。中医认为这类食物具

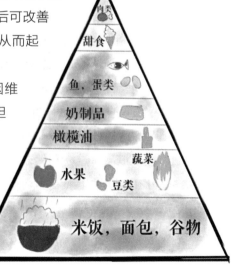

肉类3
甜食
鱼，蛋类
奶制品
橄榄油
蔬菜
水果
豆类
米饭，面包，谷物

有软坚散结的功效，故经常食用，可以软化血管。

○ 少量饮酒利用血管健康

每周葡萄酒少于1L，或啤酒3L，或烈酒0.5L；老人首选葡萄酒；酗酒不利于健康。

○ 咖啡刺激心脑血管，影响睡眠，不宜多饮。

○ 喝茶可预防动脉硬化，可提神、强心、利尿、消腻及降脂。

日常护理

下肢动脉硬化患者下肢及足部日常护理与糖尿病足养护方法基本相似，相比之下，下肢动脉硬化应更关注下列养护方法。

○ 患肢护理：主要原则是改善下肢血液循环。

1. 注意肢体保暖，勿使肢体暴露于寒冷环境中，以免血管收缩，但应避免用热水袋或热水给患肢直接加温，这是因为热疗会使组织需氧量增加，将加重肢体缺血程度。

2. 取合适体位，睡眠或休息时取头高脚低位，使血液容易灌流至下肢。

3. 下肢动脉硬化多为老年人，因患肢疼痛，患者大多采取被迫体位，骶尾部皮肤极易发生压疮，应加强皮肤护理，必要时应用气垫床。

○ 重视足部护理，预防溃疡发生。

1. 可以温水疱脚，避免烫伤、外伤等诱因造成足部或下肢肢体坏死。

2. 穿鞋宜选宽松、轻便、舒适的布鞋、休闲鞋和旅游鞋等，以减少老茧的产生。

3. 鞋袜应保持清洁干燥，经常晒晒，袜子勤换洗。

4. 轻按摩足部，皮肤皲裂应抹凡士林等，缺血肢体趾甲厚，应常修剪。

5. 夏季不宜赤脚穿拖鞋在外行走，即使在家中赤脚也不宜在木地板上行走，在鹅卵石铺就的"健康路"锻炼也应穿鞋。

6. 积极治疗脚癣等皮肤病，趾间皮肤破溃、糜烂常是细菌入侵的突破口，应积极治疗。皮肤瘙痒时，可涂拭止痒药膏，但应避免用手抓痒。

○ 疼痛护理：早期轻症患者可用血管扩张剂、中医中药治疗等。对疼痛剧烈的中、晚期患者常需使用麻醉性镇痛药，若疼痛难以缓解，可用连续硬膜外阻滞方法止痛。

○ 功能锻炼：卧床制动患者，鼓励其在床上做足背伸屈活动，以利小腿深静脉血液回流；康复期鼓励患者每天步行，指导患者进行 Buerger 运动，促进侧支循环的建立，以疼痛的出现作为活动量的指标。

是不是对下肢动脉硬化有更深刻的认识了？提早知道下肢动脉硬化的那些事儿，预防为主，早发现，早治疗，关爱下肢从现在做起。顺便告诉大家，开篇提到的张大爷经过支架植入治疗后，下肢疼痛的症状立刻缓解了，腿也热乎了。还在等什么，开始自查，如果有症状尽快就医，希望大家都远离疼痛，过有质量的生活。

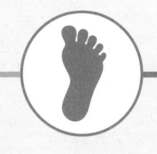

致命的"甜蜜"足疾

糖尿病足

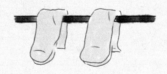

　　50多岁的老李患糖尿病十多年了，由于坚持合理用药、严格控制饮食和坚持适宜的运动，病情一直很平稳，虽然久病多年，却没有出现其他合并症，渐渐地老李已经不在意身上的糖尿病君了，生活规律的老李喜欢泡脚，但1周前泡脚时不慎烫伤了脚，起初脚面、脚趾只是红肿，老李也没在意，自己只是抹了点红霉素药膏，以为过几天就好了。可是几天下来，红肿的脚趾不但没好，反而开始发黑了，还时不时出现穿心的刺痛，老李坐不住了，赶紧让老伴陪着去医院检查一下，一番检查下来，医生告诉他患了"糖尿病足"，如果不及时治疗，可能会截肢。老李虽然对糖尿病有所了解，但糖尿病足还是头一次听说，没想到后果会这么严重，到底是什么病呢？需要怎样治疗呢？老李真想弄明白自己的脚出了什么问题……

　　想弄明白"糖尿病足"，还是简单地从糖尿病说起吧。

什么是糖尿病？

　　糖尿病是以体内血糖升高为特征的代谢性疾病，说白了，这种"富贵病"就是由于血糖太"甜"而"腻"到组织器官，从而引起一系列身体不适。

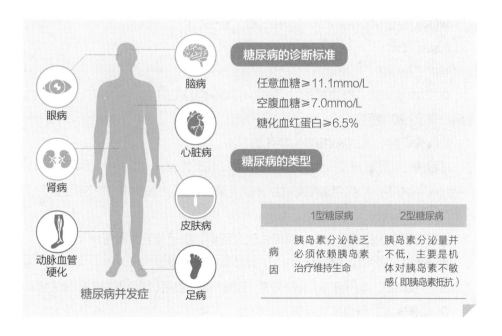

糖尿病并发症

脑病

眼病

心脏病

肾病

皮肤病

动脉血管
硬化

足病

糖尿病的诊断标准

任意血糖≥11.1mmo/L
空腹血糖≥7.0mmo/L
糖化血红蛋白≥6.5%

糖尿病的类型

	1型糖尿病	2型糖尿病
病因	胰岛素分泌缺乏必须依赖胰岛素治疗维持生命	胰岛素分泌量并不低，主要是机体对胰岛素不敏感（即胰岛素抵抗）

糖尿病典型的症状众所周知，即"三多一少"，多饮、多食、多尿及体重减轻，但大家对其并发症却知之甚少。

急性并发症——严重代谢紊乱

- 酮症酸中毒：最常见，呼气中有烂苹果味。
- 高血糖高渗状态：老年人多见，脱水严重，死亡率高。
- 乳酸酸中毒。
- 低血糖昏迷。

感染性并发症

- 皮肤化脓性感染：疖、痈。
- 真菌感染：足癣、体癣、真菌性阴道炎。
- 女性患者常见肾盂肾炎、膀胱炎。
- 肺结核及肝脓肿也比较常见。

慢性并发症

- 大血管病变：动脉硬化患病率高，发病早，病情进展快。

  冠心病。

  缺血性或出血性脑血管病，即脑出血及脑梗死。

  肾动脉硬化。

  肢体动脉硬化。

- 微血管病变：微血管指微小动脉和微小静脉之间直径在 $100\mu m$ 以下的毛细血管及微血管网。

  糖尿病肾病：1型糖尿病最主要死因。

  糖尿病性视网膜病变：视力进行性下降，直至失明。

  糖尿病心肌病：心肌广泛或部分性坏死，可诱发心衰、心律失常、休克甚至猝死。

- 神经系统并发症

  中枢神经系统：神志改变；缺血性脑血管病；痴呆危险性增高。

  周围神经：最常见，常对称性，下肢较重，进展慢。

  自主神经病变：瞳孔缩小，排汗异常，胃排空慢，腹泻（饭后或午夜），尿失禁。

- 糖尿病足：截肢或致残的主要原因。

何为糖尿病足？

经过以上的介绍不难看出，糖尿病足就是糖尿病晚期的一种严重并发症，简单地说，糖尿病足就是血糖升高后出现的"甜蜜的足疾"。

○ 定义：与下肢远端神经异常和不同程度周围血管病变相关的足部溃疡、感染和（或）深层组织破坏。

糖尿病足是一组足部的综合征，不是单一症状。有以下三个要点：①糖尿病患者；②有足部组织营养障碍（溃疡或坏死）；③伴有一定下肢神经或（和）血管病变。三者缺一不可，否则就不能称其为糖尿病足。

○ 病因：血管病变和神经病变是引起糖尿病脚足的基本原因，它们共同作用导致肢端缺血，以此为基础，加上感染等一系列诱因，最终造成了"烂脚"，甚至截肢，不但给患者带来难忍的疼痛，而且增添了巨大的经济负担。

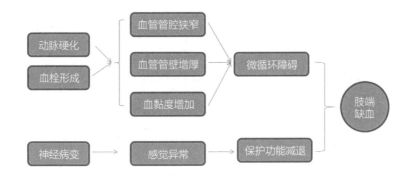

足部神经病变可导致肢端感觉异常，对热、痛等刺激不敏感，甚至无反应，后期出现运动神经受累可出现肌力减弱甚至肌肉萎缩，使肢体保护功能减退；血管病变主要是动脉粥样硬化及血栓形成导致的血管管腔狭窄或阻塞、毛细血管壁增厚、血黏度增加、血液凝集性增加等一系列改变，使微循环产生障碍；两者合力导致肢端缺血，使足部抵御感染和伤口自愈能力下降。

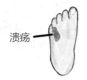
溃疡

感染是糖尿病患者足坏疽的继发因素。其他诱因如烫伤、皮肤自发性水疱、外伤、动脉血栓、毛囊炎、脚癣、冻伤等，如果未得到及时治疗，均可逐渐扩大造成严重的肢端坏死。

○ 分型：神经型、缺血型和神经缺血型（也称混合型）。目前，我国糖尿病足以混合型为主，其次为缺血型，而单纯神经型比较少见。

糖尿病足都有什么表现？

轻微的糖尿病足往往不被人们所察觉：包括足趾供血不足、局部皮肤浮肿、足部出现麻木、感觉迟钝或部分感觉缺失并伴有疼痛，尤其夜间明显，足部动脉搏动减弱或消失。

	病变范围	分泌物性状	表现
初期	足底或足背表皮	少，无异味	水疱、血疱
中期	累及足趾肌肉	增多，略发臭	组织炎症，沿肌间隙蔓延
晚期	骨、关节及韧带受累	脓性，伴坏死组织	大脓腔、坏疽

初期糖尿病足：足底或足背开始出现水疱、血疱，经常会出现烫伤或冻伤、鸡眼等，导致足部经常发生浅表破溃或溃疡，并出现红肿，初期溃疡的分泌物较少。

中期糖尿病足：足部出现反复感染，而且感染程度进一步加深。除了表皮损伤外，已经累及到足部的肌肉等皮下足趾，并形成组织炎症。此时如果不即时控制，感染会沿着肌间隙蔓散，脓性分泌物逐渐增多，分泌物发臭。

重度期糖尿病足：表现为深部感染进一步加重，大片的感染融合成大脓腔，肌肉肌腱韧带破坏严重，脓性分泌物及坏死组织增多或者深层组织炎症合并成大脓腔，周围出现大面积的损坏组织，骨与关节受到破坏，足趾和脚指出现坏死，就是坏疽。

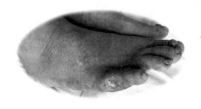

"烂脚"的病有好多种，如何区分？

❶ 下肢动脉硬化闭塞症："老""疼""瘸"；多见于中老年人，大、中动脉常受累，管腔广泛不规则狭窄或闭塞，引起下肢缺血症状。出现疼痛、跛行等症状早，治疗效果要好于糖尿病足。

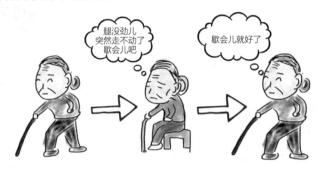

腿没劲儿突然走不动了歇会儿吧

歇会儿就好了

❷ 血栓闭塞性脉管炎："小""凉""麻"，男性青壮年多见，累及中、小动脉，常伴游走性浅静脉炎，肢体特别是足趾发凉、怕冷、麻木和感觉异常是常见的早期症状。

❸ 下肢深静脉血栓形成："肿""热""红"，病侧下肢肿胀，皮温升高、皮色变红，主要是静脉淤血后造成的肢体改变，很少合并肢体坏死。

糖尿病足的严重程度如何分级？

Wagner分级

级别	损伤
0	无开放性伤口，可以有畸形和胼胝
1	浅表溃疡
2	深达肌腱或关节囊的溃疡
3	深的伴有脓肿、骨髓炎和关节积脓的溃疡
4	局部型坏疽——足前部或足跟
5	整个足的坏疽

常采取的措施：0期：多需控制血糖、改善微循环、纠正其他并发症；1期：注意换药，抗感染；2期：消肿、充分的引流减压伤口；3期：伤口局部适当扩大创面，使伤口处于较低水平有利于脓液流出，必要时暴露伤口；4期：开通闭塞或狭窄的血管，适当的清理伤口，加强换药；5期：截肢并注意对侧肢体改变。

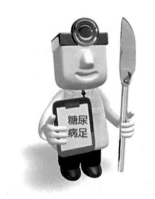

在国外，所有的非外伤性低位截肢手术中，糖尿病患者占40%～60%；在糖尿病相关的低位远端截肢中，有85%发生在足部溃疡后。由此可见，只有深刻地认识这种病，才能做到早期发现病变，并及时就医。众多的糖尿病足患者的悲剧并不是由于意外的伤害，通常是由于忽视和漠不关心造成的，结果延误了早期发现问题及治疗。其实绝大部分糖尿病足是可以通过早期发现和治疗而好转甚至治愈的，即使脚趾和足部有坏死变黑，也可以通过积极的介入及药物治疗来恢复，避免截肢给患者造成的巨大伤害。糖尿病足的早期诊断，准确分级，不但可明显改善糖尿病患者的生活质量，还可极大地减少相关的医疗支出，具有重要的社会及经济效益。

糖尿病足患者早期应该注意哪些情况？

细心观察自身足部变化，对以下早期糖尿病足的种种迹象有所了解，及时就医并治疗才能防患于未然。

❶ 自觉腿、脚发凉或感觉不出发凉，但皮肤温度降低。

❷ 皮肤色泽异常，足抬高时苍白，下垂时紫红。

❸ 有皮肤营养不良的表现，如皮肤干燥、起皮、常易裂口、变薄且发亮、弹性差、出现水疱等。

❹ 肢体感觉异常（如麻木、刺痛等），肢体的触觉、痛觉、温度觉减弱或消失。

❺ 局部体毛、趾甲、肌肉的异常变化，如患处体毛减少或脱落，趾甲变厚

或脆薄变形，修剪趾甲不当则易引起甲沟炎，一些人足部肌肉、皮下组织萎缩，趾间关节弯曲。

❻ 用手摸足背及胫后动脉搏动减弱或消失。

出现以上症状，请一定记得及时就医。

糖尿病足都需要做哪些检查？

全身检查

得病多久了，糖尿病是啥类型的，血糖控制情况，是不是有吸烟等不良嗜好，是不是有高血压、心脏病……这些基本信息对医生判断病情有重要的价值，一定要耐心配合，细致回答。

局部检查

最简单的方法就是用眼睛看，用手摸。

通过视诊，可以直观看到足部病变的范围、程度。通过手去触及足背动脉、胫后动脉、股动脉搏动，可以粗略判断患者下肢及局部的血液供应情况。一般以上部位动脉触之搏动越强者，说明血运与预后良好，即使足部有溃疡也易愈合；若触不到动脉搏动，则说明供血差，预后也不好，即使无溃疡也不可小瞧。

局部检查还有专科方法：

❶ 踝动脉–肱动脉压力比值（ABI）。这是一个非常有价值的检查方法，是反映下肢血压与ABI是血管状态的重要指标。正常值为1.0～1.3，0.9以下为轻度缺血，0.4以下为重度缺血。

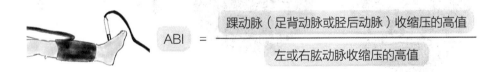

$$ABI = \frac{踝动脉（足背动脉或胫后动脉）收缩压的高值}{左或右肱动脉收缩压的高值}$$

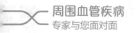
不同踝肱指数的意义

ABI 值	意义
0.9~1.3	下肢动脉正常
0.7~0.9	下肢有轻度动脉疾病
0.4~0.7	下肢有中度动脉疾病
<0.4	下肢有重度动脉疾病
>0.3	动脉钙化，应检测足趾血压，因血管钙化很少发生于趾动脉

❷ 多普勒血管检查：常作为糖尿病足的首诊和筛查的检查方法，可以显示下肢动脉血流速度，明确狭窄程度，显示血管壁、斑块等情况。

❸ 下肢动脉CTA检查：是目前下肢动脉疾病诊断首选的检查方法，可以直观显示病变范围、程度，可见显示钙化或斑块，为外科手术及介入治疗提供参考及依据。

❹ 下肢动脉造影：为有创的检查方法，多在下肢动脉病变介入治疗时同时进行。优点是对下肢动脉情况一目了然，诊断精确，缺点是检查费用高和有创伤。

❺ 电生理检查：应用神经传导速度肌电图检查，可早期发现90%糖尿病周围神经病变，患者运动神经和感觉神经传导速度一般减慢约15%~30%。

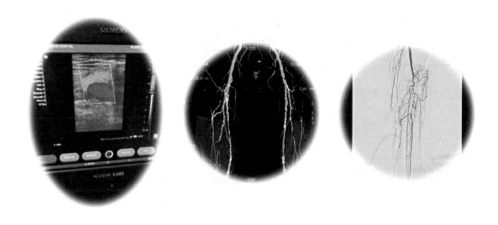

糖尿病足有哪些治疗方法？

切忌头痛医头，脚痛医脚。糖尿病足的治疗包括全身治疗和局部治疗。控制好血糖是治疗糖尿病足的基础，另外应针对狭窄的血管做专科治疗。

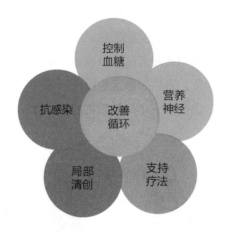

基础治疗

❶ 不吸烟、不过度饮酒，摒弃这些恶习，积极锻炼、控制体重，控制血糖，正确、规律使用胰岛素，积极治疗心、脑、肾等基础疾病。

❷ 局部清创：发病时不要泡脚，应保持足部干爽，住院后可根据需要清除坏死组织，每日常规消毒换药等。

❸ 加强学习和教育，进行合理的足部护理以及防止来自外部的损伤。

抗感染治疗

由于足部组织缺血，抵抗力降低，同时处于高糖状态，极易感染。由于血管不通，药物无法有效运输到感染部位，因此感染常常难以控制，有时甚至出现高热、发冷等败血症症状。病原菌中，以金黄色葡萄球菌常见，其次是链球菌、肠球菌、杆菌和厌氧菌等，耐药菌中铜绿假单胞菌较多见。除了积极正确的处理伤口外，还应尽早留取伤口分泌物进行细菌培养，最好针对伤口细菌采用敏感的抗生素治疗。

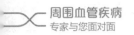

血管狭窄的治疗

❶ 狭窄不是很重（狭窄程度未超过50%）或暂时拒绝手术治疗者，可采用内科保守治疗：使用扩血管药物和中医中药改善症状，应用抗凝和抗血小板药降低血液高凝状态，预防血栓形成。

❷ 血管病变严重者（狭窄程度超过50%），在保守治疗的基础上，应行介入治疗，即腔内血管重建术，使远端缺血的组织重新获得血供。

因为糖尿病更容易累及小腿及足部的动脉血管，所以目前治疗上主要以球囊扩张为主。手术通常采用腹股沟区的股动脉穿刺，通过一个"小眼"可以将导管导丝送至病患的血管，之后膨胀定位好的球囊将狭窄的血管撑开，患者临床症状可以明显改善。现在膝下小动脉腔内成形术已成为糖尿病足首选的治疗方法。

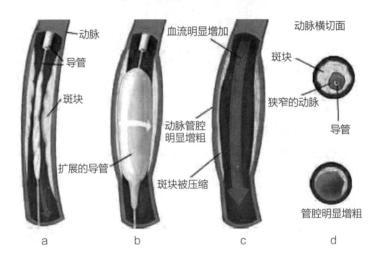

❸ 如果介入治疗失败或存在介入治疗禁忌，可以尝试外科手术：采用人工血管等方法把病变血管的近端和（或）远端与正常血管相连，恢复足部供血。

❹ 对于坏疽患者在休息时有疼痛及广泛的血管病变不能行血管重建时，必要时需行截趾或截肢术，对已经有肢体坏死的患者应在坏死平面明确后及时截肢。如果膝关节以上动脉有明确狭窄，如股动脉、髂动脉狭窄，需要在截肢前行介入手术（球囊扩张+支架植入术）以开通血管，降低截肢平面并避免截肢切口因缺血而无法愈合。

❺ 自体干细胞移植是最近几年发展起来的新技术。在国内尚未普及，治疗上还存在争议。干细胞移植一般采用骨髓血、外周血、脐血和胚胎干细胞。目前

用于临床的主要是骨髓移植和外周血干细胞移植。

其他辅助治疗

❶ 改变足部的受力方式，如果没有血管狭窄或仅有轻微的血管病变，那么足溃疡也可以是由于糖尿病神经病变造成的。90%的神经性溃疡可通过合理的保守治疗而愈合。处理的关键是减轻原发病造成的压力，通过足部压力计了解压力分布，然后利用特殊矫形鞋子或矫形器来改变足部压力，以解决病因。

❷ 改善神经功能可用B族维生素、神经生长因子等可促进神经细胞核酸及蛋白合成、促进神经组织的形成。

❸ 覆盖敷料，敷料可防止伤口进一步受损，减少感染的危险，保持伤口愈合，理想的环境。可选择湿性敷料提高生长速度。

截肢

积极治疗后仍有坏死或坏死加重，应及时予以截肢，截肢部位的选择至关重要，需要根据坏死的部位、下肢动脉的整体情况做全面的评估。因糖尿病足动脉闭塞而行的截肢手术死亡率很高，所以应尽早积极治疗，以避免截肢的手术风险。

糖尿病足住院治疗后怎么护理?

饮食护理：热能要量化；搭配合理化；饮食均衡化控制并监测血糖。

足部护理：一消（消炎）；二减（切开减压）；三清除（清除隔膜，充分引流），保持足部清洁、干燥，足部注意保温，不受压。

疼痛护理：糖尿病足部坏疽，长期受病痛折磨，睡眠状态紊乱，在护理时应遵医嘱适时给予镇痛剂，以保证患者充足的睡眠。

心理辅导：医护和患者家人要相互配合，做好患者的心理护理，及时把患者的检查报告告知患者，避免患者焦虑情绪的产生，对术后的注意事项要提前告知患者，可以介绍手术成功的患者与之交谈。以增加患者对医护人员的信任及战胜疾病的信心，使手术取得良好的预期效果。

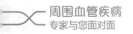
糖尿病足如何预防？

现在我们已经对糖尿病足有了比较深入的了解，对待这个顽疾我们要在战略上藐视、战术上重视，归根结底，预防是最重要的。美国ADA推荐的5P原则：Podiatric Care（专科医护人员的定期随访和检查），Protective Shoes（具有保护功能的舒适鞋，需有特定足够的深度），Pressure Reduction（有压力缓解作用的鞋垫，甚至个性制作鞋垫），Prophylactic Surgery（预防性的外科矫形手术）和Preventive Education（患者和医务人员的预防知识教育），我们可以从中借鉴经验。

严格控制血糖：糖尿病足是糖尿病发展到中晚期时出现的一种并发症，因此积极治疗糖尿病、控制好血糖，才是一切的根本。应提高依从性，遵照医嘱口服降糖药或注射胰岛素。

足部的日常保健

○ 坚持并采用正确的方法洗脚。

1. 不要过分浸泡双脚，5分钟即可。
2. 使用中性的肥皂每日洗脚。
3. 用手或温度计测量水温，40℃就好。
4. 用浅色软干毛巾擦干脚趾间的水分，切勿用力摩擦，并检查有无出血和渗液。
5. 保持脚趾间干爽，如脚趾间因潮湿而发白，可用酒精棉签擦拭处理。
6. 足汗多时不宜用爽身粉吸水，以防毛孔堵塞而感染。

○ 足部干燥者涂抹护肤品，防止皮肤干裂：使用皮肤护理膏或霜，同时适当按摩足部，注意不要将护理霜涂抹于足趾间或溃疡伤口上。严重的足跟皲裂，可以使用含尿素的特殊皲裂霜。

○ 单凭感觉并不可信，务必每天检查双脚：重点检查足底、趾间及足部变形部位，看不清楚，使用镜子或请人帮忙。如足部皮肤出现干裂、红肿、水疱、溃破或糜烂，趾甲变形或脚的感觉缺失，必须及时到医院就诊。

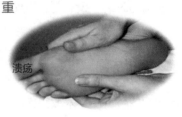

溃疡

○ 细心修剪趾甲：修剪趾甲要平，不要剪出血，避免边上剪得过深；剪去尖锐的部分；不要让趾甲长得过长；不要到公共浴室修脚。有些患者趾甲非常厚，可以请专业人员用特制的趾甲剪剪平趾甲。

○ 穿鞋需注意

1. 有条件的可以穿特制的治疗鞋，鞋子用特殊的弹性材料做鞋面，柔软的厚底，配上特制的鞋垫，可以分散足底的压力。如果不能买治疗鞋，软皮皮鞋、运动鞋是最理想的。

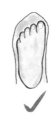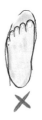

2. 鞋型宜选择方头、不要穿高跟、硬皮鞋、不要穿外露脚趾的凉鞋、塑料或布鞋。

3. 应在下午时间买鞋，因为脚在下午都会有一定的肿胀。

4. 买鞋时，需穿着袜子试鞋。两只脚同时试穿。

5. 穿鞋时动作要慢。

6. 对于新鞋，穿20~30分钟后应脱下检查双脚是否有压红的区域或摩擦的痕迹。从每天穿1~2小时开始，逐渐增加穿戴时间，确保及时发现潜在的问题。

7. 穿鞋前，应检查鞋里是否存在粗糙的接缝或异物。

8. 外出锻炼穿保暖的鞋子，如果鞋子被雪水打湿应及时更换。

○ 袜子的选择

1. 选择使用天然材料，如棉线、羊毛等制成的袜子，既吸汗又透气。

2. 袜子不宜太小，也不能太大，不能有破洞或补丁。

3. 袜子的上口不宜太紧，否则会影响脚的血液循环。

4. 袜子的内部接缝不能太粗糙，否则会对脚造成伤害。

5. 做到每天更换。

怎样选择袜子
· 棉质柔软
· 袜腰要松，不能紧贴踝部以免引起缺血
· 及膝的长袜不宜选用
· 每天更换

○ 足部小伤口的处理：用清水或盐水清洗伤口，轻轻拭干，用医用敷料覆盖，每天更换敷料。注意如果伤口在24~48小时内没有好转迹象，或局部出现红、肿、痛、热等表现，即使你感觉不到任何疼痛，也应立即去医院找医生进行处理。

○ 几个"不要"：不要随便修剪"老茧"；不要自行使用鸡眼膏治疗鸡眼和老茧；不要吸烟；不要离热源太近；不洗桑拿浴，不用温热型的家庭用理疗仪；不要长时间翘二郎腿，以免阻碍下肢血液循环。

从日常的点滴小事做起，控制好血糖，做好足部护理，是预防糖尿病足的根基。

冬季如何做好糖尿病足养护？

为什么要强调冬季糖尿病足养护呢？因为冬季是糖尿病足发作的高峰期，所以在这个时候我们对糖尿病的护理一定要做好，糖尿病患者在冬季血糖比较高，糖尿病患者要做好自我防护，主要应注意以下几个方面。

❶ 注意护肢：遵照足部护理的各个注意事项，认真做好每一步骤。睡前用40℃左右的温水泡脚，注意修剪趾甲，避免甲沟损伤而引起坏疽，选择鞋子应软硬适度，经常换袜子，保持脚清洁、干燥，还应穿防滑性较好的鞋子，以防摔跤；寒冷的冬季，尤其要注意防止冻伤。

❷ 调节情绪：冬季出门活动少，朋友很少聚会聊天，容易出现情绪波动，而情绪激动能引起交感神经兴奋，可促使肝脏中的糖原释放进入血液而使血糖水平升高，导致病情加重或降低治疗效果。因此患者应学会控制情绪，避免负性情绪影响，保持情绪稳定。

❸ 预防感染：气温的降低会造成呼吸道黏膜抵抗力下降，皮肤弹性下降，皮肤感染、尿路感染等是糖尿病最常见的并发症，尤其是有慢性咽炎、鼻窦炎及支气管炎的患者，很容易发生肺部感染，甚至成为危及生命的主要原因。所以糖尿病患者更应注意皮肤的清洁卫生，经常洗澡，对于皮肤破损、甲沟炎、疖肿、毛囊炎等应及时治疗；注意口腔卫生，坚持早晚、饭后刷牙漱口，患有牙病及时治疗，积极治疗。

❹ 及时保暖：寒冷的天气，会刺激交感神经，易使血糖升高、血小板聚集而形成血栓，使血压升高，冠状动脉痉挛，诱发心肌梗死、脑出血等。因此，糖尿病患者尤其是老年糖尿病患者应注意防寒，随时注意天气变化，及时添减衣物。

❺ 注意饮食：糖尿病患者必须牢记，饮食控制是糖尿病治疗的基础。冬天气温下降，出汗减少，容易导致各种消化液分泌增加，人们食欲大增，这也是血糖升高的因素之一。因此，糖尿病患者应在医生的指导下，根据自身情况制订科学饮食方案，控制主食，忌食甜点。有饥饿感者，可增加副食如豆制品、乳制品，多吃新鲜蔬菜，以满足机体需要。

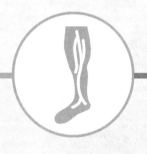

"蚯蚓腿" 的前因后果

单纯下肢静脉曲张

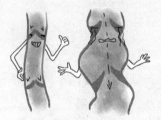

生活实例：小王是一家商场的营业员，每天上班都要连续站8~9个小时。最近一段时间，小王总觉得小腿酸胀不适，尤其是下午，小腿酸胀的程度更加明显。晚上睡觉时，小腿肚还常抽筋。一天晚上，小王无意中发现自己的小腿上的青筋根根鼓起，顿时被吓了一跳。趁着轮休，他连忙去医院就诊。医生告诉小王，他腿上的青筋是曲张的静脉，平时应尽量避免久站，否则静脉曲张会加重，搞不好还会变成"老烂脚"……

医生的话：静脉曲张是指静脉的异常扩张和迂曲，是由于静脉内的压力增高，超过了静脉壁的承受能力所致。长期站立的职业工作者，如教师、营业员等，比较容易发生下肢静脉曲张。

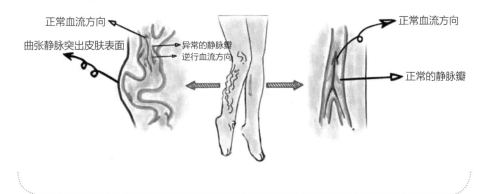

什么是大隐静脉曲张？

大隐静脉曲张是常见病，一年四季都可以发病，多是由于大隐静脉瓣膜失去了"单向阀门"的作用，血液倒流，使大隐静脉淤血、呈现像蚯蚓状的静脉团或青紫色线条状血管。女性患者更是被炎热的夏天所困扰，不敢穿裙子和裸露双腿，病情严重时会出现足踝部发黑、溃烂，出血不易自止，严重影响到人们的身体健康。所以应该引起高度重视，积极预防尽早治疗。

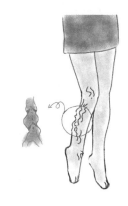

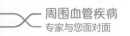
哪些人更易患大隐静脉曲张？

静脉曲张与职业和生活习惯密切相关，那些需要长期站立或者久坐工作的人群，如：

> 每天站立或坐位的时间超过2小时

> 正在怀孕期间

> 一天工作下来感觉双腿酸胀、疲劳

> 腿上有可见的、不突出体表的毛细血管扩张

根据调查，静脉曲张在国内的发病率正在逐年上升，发病人群有年轻化的趋势。流行病学统计数据显示，发病率大约在25%以上，个别职业如中小学教师、商场、银行营业员和体力劳动者可高达38%，其很高的发病率已严重影响到人们的身体健康。大隐静脉曲张已成为严重的公众卫生问题而引起世界各国的极大关注。

大隐静脉曲张一定是单纯的浅表静脉问题吗？

这种说法是不对的。能够造成大隐静脉曲张的原因还有很多，比如：

原发性下肢深静脉瓣膜功能不全：造成血液逆流，产生静脉淤血和高压。患者表现出严重的临床症状，即下肢的肿胀和坠胀性疼痛，站立时可出现下肢皮肤发红或发绀。病变后期，小腿交通静脉瓣膜遭到破坏，迅速发生皮肤营养性变化、脱屑、萎缩、色素沉着、湿疹及溃疡形成。

下肢深静脉血栓形成的后遗症：患者出现肢体均匀一致性肿胀，此时下肢深静脉被血栓阻塞，形成回流障碍，随后血栓机化后再通，静脉瓣膜遭破坏，血液反流。表现为下肢浅静脉曲张，下肢水肿，有肢体沉重发胀或酸痛感及营养性变化。

动静脉瘘：多发生在外伤后，偶尔有先天者；在动静脉瘘部位可扪及震颤或听到连续性血管杂音；抬高肢体时，下肢曲张静脉内血液不易排空。

医生建议：如果您有静脉曲张，同时有年轻、下肢水肿、双下肢静脉曲张三条中的任意一条，建议您到专科做进一步的诊疗。

"老烂脚"有多可怕？

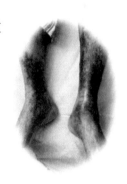

"老烂脚"是一种俗称，是下肢静脉曲张引起的严重并发症——足部溃疡，常见于踝关节附近，多在没有受伤的情况下自行溃破。这种溃疡很难愈合，往往需要经过较长时间的治疗，即便通过包括植皮等治疗方法愈合后，也特别容易复发，故又称"老烂脚"。一般来说，静脉曲张引起的溃疡不会导致截肢，但由于经久难愈，会给患者及家庭带来巨大的痛苦。

下肢静脉曲张的原因有哪些？

诱发静脉曲张的原因主要有两种：

一是先天性静脉壁薄弱和静脉瓣膜功能不全。

二是下肢静脉压力增加。

正常情况下，下肢回流依靠"三方协同"作用：心脏搏动产生的舒缩力量、小腿肌肉运动时产生的"肌泵"作用以及呼吸时胸腔内的负压吸引作用。其中，静脉瓣膜在血液回流中起"单向限制"的作用，若瓣膜有缺陷，其"单向限制"作用丧失，血液就会倒流，并对下一级瓣膜产生额外冲击，久而久之，下级静脉瓣膜会被逐级破坏。与此同时，倒流的血液会对静脉壁产生巨大的压力，最终使静脉壁相对薄弱的部分膨出，形成静脉曲张。

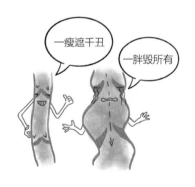

下肢静脉曲张的危害有哪些？

静脉曲张的病程大致分为稳定期和并发症期两个阶段。稳定期平均20年左右，扩张、迂曲的静脉形似蚯蚓，尽管妨碍美观，但基本没有或仅有轻度不适。随着病变缓慢进展，大多数人会进入并发症期，出现淤血性皮炎、静脉炎、血栓、出血等并发症，最终发展至"老烂脚"。

淤血性皮炎

静脉曲张最常见的并发症是长期淤血引起的皮肤病变，医学上称为"淤血性皮炎"。早期仅表现为皮肤瘙痒，碰伤后色素沉着，以后逐渐发展为皮损、脱屑、水疱，甚至皮肤溃疡。

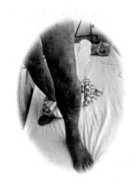

血栓性静脉炎

由于长期淤血，静脉壁可发生炎性改变，进而诱发静脉血栓形成，医学上称为"血栓性静脉炎"。在血栓性静脉炎发生前，常常有一些征兆，如原本没有症状的曲张静脉开始出现发烫、疼痛等症状，此时若不重视，静脉血栓将形成。血栓性静脉炎可引起局部剧烈疼痛和红肿，且血栓还会向深部蔓延，形成深静脉血栓。深静脉血栓若发生脱落，可随血流漂到心脏和肺动脉，引起致命的肺栓塞。

静脉出血

静脉曲张后期，血管壁越来越薄弱，再加上皮肤炎症损伤，轻微外伤即可导致静脉破裂出血，自发破裂出血的情况也经常看到，一旦发生出血，患者应立即平卧并抬高患肢，局部压迫包扎后，立即送医院处理。

静脉溃疡

就是我们前边说的"老烂脚"了。

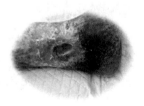

下肢静脉曲张小腿溃疡不愈合怎么办？

患者必须注意卧床休息，用高锰酸钾泡脚，涂药膏，并在医生的指导下服用药物。条件适合者，应尽早接受手术治疗，若伤口不能愈合，可考虑植皮。部分长期不愈的溃疡还需做病理切片检查，以排除其他病变可能。

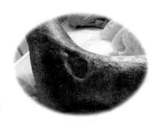

为什么下肢静脉曲张经常出现在左下肢？

由于人体先天解剖的因素，左侧的静脉在盆腔容易受动脉压迫，影响了静脉回流，是静脉曲张左侧较右侧多见的原因。

下肢静脉曲张有生命危险吗？

一般不会引起生命危险。下肢静脉曲张是下肢静脉局部的一种应力性改变，可引起下肢沉重、肿胀、疼痛、淤血性皮炎、静脉炎、皮肤溃疡甚至"老烂腿"，可造成生活质量的下降，不会引起生命危险，但如果诱发下肢深静脉血栓后，则容易出现肺栓塞，进一步出现生命危险，但概率很小。

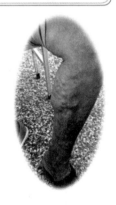

下肢静脉曲张有哪些常见的表现？

最常见的表现就是下肢站立后出现蚯蚓状的团块、青筋。早期多无特殊症

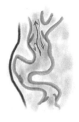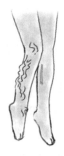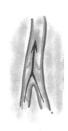

状，随病情进展可出现小腿酸胀不适、踝部水肿等症状。久站后不适症状明显，休息一晚上往往能缓解。

此外，静脉曲张还有几个容易混淆的症状。①小腿肚"抽筋"，很多人将"抽筋"归因于缺钙，以为补钙能缓解症状。实际上单纯的小腿"抽筋"很可能是静脉问题所致。②"足跟痛"，此症状与骨刺导致的疼痛症状相混淆。骨刺是"一碰就痛"，而静脉曲张是"久站了才痛"，抬高肢体后能缓解，到了静脉曲张并发症期则会出现前面讲的并发症的特殊表现。

如何判断静脉曲张性湿疹？

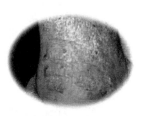

静脉曲张性湿疹主要特点是有静脉曲张病史，主要分布在小腿中下部和踝关节附近，医学上称"足靴区"并进展迅速，但有些静脉曲张性湿疹的表现也不尽然，通常会在静脉曲张的正规治疗进行后消失或减轻。

下肢静脉曲张需要做哪些检查？

通常医生会给患者左大隐静脉瓣膜及交通瓣膜功能试验、交通静脉瓣膜功能试验及深静脉通畅试验等三个检查，但随着医学技术的发展，这三个实验可以被超声及下肢静脉造影等取代，以便于更好的评估患者下肢静脉曲张的病情。

怎么诊断下肢静脉曲张?

通常结合病史,并通过体格检查及超声辅助检查就可以诊断下肢静脉曲张,但在临床上,医生会常常用一种级别来评估病情的严重程度,一般来说,下肢静脉曲张可分为7级。

0级:无可见或可触及的静脉疾病体征。

1级:有毛细血管扩张、网状静脉和踝部潮红。

2级:有静脉曲张,下肢皮肤表面有静脉隆起。

3级:有水肿。

4级:有静脉病变引起的皮肤改变,如色素沉着、湿疹和皮肤硬化等。

5级:有静脉病变引起的皮肤改变和已愈合的溃疡。

6级:有静脉病变引起的皮肤改变和正在发作的溃疡。

下肢静脉曲张可以根治吗?

下肢静脉曲张的治疗,宜早不宜晚,早期治疗会取得不错的治疗效果。

手术的复发率约为10%,主要是曲张静脉手术通常只能去除浅静脉和穿通静脉反流,深静脉反流仍存在;另外,手术不彻底,特别是高位结扎不彻底、没有充分阻断反流点,也是导致复发的重要原因。

什么情况下下肢静脉曲张需要手术?

病情较重的下肢静脉曲张患者应尽早接受外科手术治疗,手术的目的在于阻断静脉反流和反流通道,去除病变的静脉,改善下肢静脉回流。目前认为2级下肢静脉曲张就应该进行手术治疗。

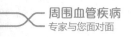
什么情况下下肢静脉曲张不能手术?

我们讲的下肢静脉曲张手术治疗,通常就是指单纯性的下肢静脉曲张,即就静脉曲张这一个单一因素,还有一些静脉曲张为继发性静脉曲张,即是由于别的病引起的静脉曲张,如血栓后综合征、髂静脉压迫综合征等。医生通过检查,认为存在手术禁忌证的静脉曲张均不适合做手术治疗,需全面评估综合治疗。

下肢静脉曲张有哪些治疗方法?

根据病情可分为保守治疗、传统手术治疗、微创手术治疗等。

保守治疗

病情较轻的静脉曲张的患者可以采取两种保守治疗的方法:一是经常抬高下肢,穿医用弹力袜;二是服用促进静脉回流的药物。

传统手术治疗

传统的手术方法是大隐静脉高位结扎剥脱术。具体方法是,将大隐静脉从大腿根部高位结扎,阻断血液反流,再将大隐静脉主干及曲张分支静脉剥脱。该手术安全、有效、费用较低,但创伤较大,切口不美观。

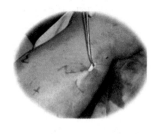

微创手术治疗

近年来,激光、射频、微波、旋切和硬化剂注射等多种治疗方法被应用于静脉曲张的治疗中,为许多患者带来福音,但由于每种方法都有其优缺点和适用范围,故必须根据病情科学选择,而不应该盲目使用。微创治疗主要分为两类。

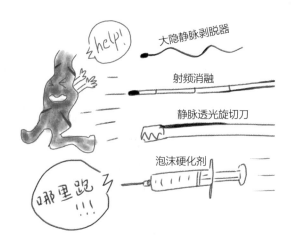

第一类是手术方式不变，通过手术技巧和手术器械的改进，使手术创面切口、创面减小，恢复时间缩短。在一些经验丰富的医院，传统"剥脱术"也可以做微创手术，切口做得很精细，甚至看不出伤口，术后恢复也很快。

第二类是手术方式改进，采用闭合法代替原来的"剥脱法"，即通过理化方法（如激光、微波、射频、硬化剂等）破坏原本需要剥除的病变静脉使其闭合，达到阻断血流的目的，闭合法的优点是创伤更小，但也有不足之处，如闭合不完全（特别是较粗的静脉）、术后静脉炎以及不慎烫伤皮肤及神经等。

下肢静脉曲张患者怎样进行日常保健？

❶ 养成良好的饮食习惯，进低盐、低脂饮食，保持大便通畅。控制体重，超重会增加静脉的负担。

❷ 戒除烟、酒，因为尼古丁和乙醇都会对血管壁造成损伤。

❸ 经常体育锻炼，如游泳、散步、骑车。游泳以外活动时建议穿着医用弹力袜以帮助静脉回流。

❹ 工作需长时间站立者，上班时应穿着医用弹力袜保护患肢。

❺ 逛街、旅游等需要长时间行走时建议穿着医用弹力袜保护；久坐、久站时建议经常活动下肢。

❻ 合并严重深静脉瓣膜功能不全的患者建议长期穿着医用弹力袜（白天）。

预防静脉曲张要从脚开始

赤足：在条件允许的情况下，下班回家后，将鞋脱掉，赤足或穿拖鞋行走，可以改善足部血液循环，并使足部肌肉得到锻炼。

穿平跟鞋：平跟鞋有助于预防静脉曲张，在体育锻炼时一定要穿有海绵垫的运动鞋或旅游鞋，对缓解腿部压力，预防静脉曲张很有帮助。

站立工作者在工间休息时，宜将鞋脱掉，双脚抬高，足部要高于心脏30厘米以上，下班回到家中后也应将双脚抬高15分钟，缓解血液对下肢的压力。

长久站立工作者及早期静脉曲张的人应在工作时间穿着长筒弹力袜，以促进血液回流。

加强运动：散步、慢跑、骑自行车、游泳都是增强肌肉、减少脂肪和培养耐力的好办法，已有静脉曲张的人也能够从这些运动中受益，而其中最好、最简便的办法是坚持步行，每次15分钟，每日4次。

在上厕所时看书报，这是很不好的生活习惯。上厕所时看书报，蹲踞时间长会给下肢静脉增加过多的负担，因此这种习惯一定要改掉。

在饮食上，注意少吃高脂、高糖、高盐食物。

通过坚持运动，注意日常生活习惯和良好的工作保护，再加上合理饮食，对下肢静脉曲张具有良好的预防及减轻作用，但要根治下肢静脉曲张，最好是进行手术治疗。目前世界上最为先进的手术方法是在多普勒超声引导下的微创手术，患者无痛苦，恢复快，手术效果彻底，是发达国家治疗下肢静脉曲张的主流方法。

下肢静脉曲张如何预防？

对于任何疾病而言，预防的价值永远大于治疗，下肢静脉曲张尤其如此，最有效的预防静脉曲张的办法是抬高下肢，通过重力作用使血流自然回心脏，需要提醒的是坐着抬高患肢的效果不佳，平卧后，抬高下肢超过心脏平面才有效，此外经常自下而上撸腿肚也可促进静脉回流。

长时间站立工作劳动的人，如老师、售货员、外科医生、中老年人都容易患下肢静脉曲张。预防下肢静脉曲张有"三宜三忌"。

三宜：

一宜快速步行。快速步行时静脉血管就像抽水泵一样将处于曲张状态的静脉血液往心脏输送，使曲张静脉的新陈代谢加快，静脉也能恢复正常，另外快速步行后，最好能抬高双腿，躺下休息。

二宜做爬行运动。同样有利于血液回流。

三宜穿长筒弹力袜。这样也能使皮肤表面产生保护力，促使曲张的静脉不再向外膨胀，从而保护曲张的血管。

三忌：

一忌长时间站立，因为这样易使下肢血液循环不畅。

二忌下肢活动过少或下肢长时间下垂不动，比如跷二郎腿就会阻碍下肢血液回流。

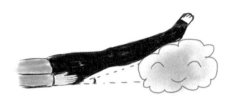

三忌收缩血管的药物。

工作期间如何预防下肢静脉曲张？

课间操、工间操是预防措施之一，应积极参与。如果你所工作的单位没有工间操，在不影响工作的情况下，可适当做些力所能及的活动。最简单而有效的活动是蹲下后再站起来，反复进行数次，即可加速下肢静脉血的回流，减轻静脉压力。

如果你是经常坐办公室的工作人员，可以在工作中一边工作，一边屈伸双腿，持续10分钟，每半天做1~2次，就能起到预防下肢静脉曲张的作用。

如果你是长期站立工作的，得空就下蹲几次总是可以的。再忙的人，这种活动也是办得到的。如果有条件，工作时穿弹力袜或包扎弹力绷带，那是再好不过的预防措施了。

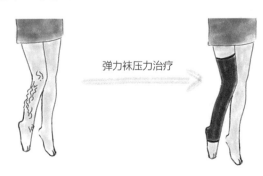

弹力袜压力治疗

什么是弹力袜?

医疗弹性袜主要由其渐进式压力由脚踝处渐次向上递减,收缩小腿肌肉,以预防静脉扩张使血液回流心脏,达到雕塑腿型、美化曲线、改善萝卜腿并且预防静脉曲张的目的。医用循序减压弹力袜在脚踝部建立最高支撑压力,顺着腿部向上逐渐递减。在小腿肚减到最大压力值的70%~90%,在大腿处减到最大压力值的25%~45%。压力的这种递减变化可使下肢静脉血回流,有效地缓解或改善下肢静脉和静脉瓣膜所承受的压力。

弹力袜的作用有哪些?

❶ 消除由静脉曲张、下肢静脉血液回流障碍引起的肿胀、酸痛,使曲张程度转轻的迂曲静脉不再加重。

❷ 预防长期卧床患者的下肢深静脉血栓形成。

❸ 消除妊娠晚期孕妇的下肢水肿,预防妇女生产后的下肢静脉曲张和深静脉血栓形成。

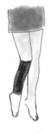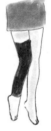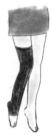

no!　　no!　　yes!

❹ 防治乘飞机旅客的经济舱综合征。

❺ 对长时间站立、坐位、重体力劳动者可减轻下肢酸胀不适,预防下肢静脉曲张。

弹力袜的分型以及选择?

根据穿者的腿部症状选择合适的弹力袜压力。

弹力袜分为以下几级压力：

一级低压预防保健型（15～25mmHg）：适用于静脉曲张、血栓高发人群的保健预防。

一级中压初期治疗型（25～30mmHg）：适用于静脉曲张初期患者。

二级高压中度治疗型（30～40mmHg）：适用于下肢已经有明显的静脉曲张（站立时静脉血管凸出皮肤表面），并伴有腿部不适感的患者（如下肢酸乏肿胀、湿疹、瘙痒、抽筋、麻木、色素沉着等）；静脉炎、怀孕期间严重静脉曲张、静脉曲张手术后（大隐静脉剥脱术）患者；深静脉血栓形成后综合征患者。

三级高压重度治疗型（40～50mmHg）：适用于下肢高度肿胀、溃疡、皮肤变黑变硬、高度淋巴水肿和整形抽脂术后恢复期等患者。

根据病变部位选择弹力袜的长度：中筒袜（膝下）、长筒袜（及大腿）、连裤袜（及腰部）。

如果穿者只是膝盖以下的部位患有静脉曲张，穿中统弹力袜即可；如果穿者膝盖以上的部位也有症状、需要穿长筒的或者连裤型弹力袜。

根据穿者的腿部症状选择合适的压力，根据静脉曲张的部位选择弹力袜长度，量一下腿部尺寸、脚踝（脚脖子最细处）周长、小腿肚最粗的周长和大腿最大周长，以确定合适的号码。弹力袜有薄型及普通型两个厚度的，薄型以夏天为主，春夏秋冬都可以穿，舒适型的比薄型略厚，以冬天为主，相同压力的无论薄厚效果一样。

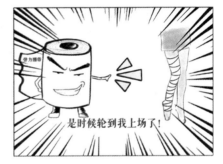

穿弹力袜能否治愈静脉曲张？

循序减压弹力袜作为静脉曲张的治疗手段之一，已经在各大医院的血管外科被广泛应用，静脉曲张是一种不可逆转的疾病，到目前为止还没有能够根治的方法，包括手术治疗，静脉曲张手术后半年到一年也要穿用弹力袜，以消除术后下肢肿胀，巩固手术效果，防止复发。

弹力袜穿多长时间见效？

弹力袜穿上后应该立即感觉腿部有舒适感并给腿部一个向上的助力，不是勒的感觉，每天早上起床下地前穿上，晚上睡觉时脱下来，每天坚持穿至少8小时以上，下肢不会像平时那样容易酸胀、乏力、麻木、肿痛，对于下肢长期肿胀的患者，穿用1个多月后，腿部肿胀会逐渐消失，对于溃疡患者，穿用2个多月后直径小于1cm的溃疡会逐渐愈合，坚持穿用，可以逐渐平复凸出的静脉，使变黑变硬的皮肤逐渐转好。随着静脉曲张症状的减轻，可以逐渐减少穿用的时间和频率。

只有一条腿有症状，弹力袜穿一只还是穿一双？

建议穿一双，这样两条腿感受相同，对另一条腿也有积极的保健预防作用，也可以两只袜子轮换穿在一条腿上，因为弹力袜需要手洗阴干，不能烤晒，两只轮换穿方便换洗，延长使用寿命。

为什么弹力减压袜可以治疗下肢静脉曲张？

正常人的下肢静脉压力自上而下是逐渐增加的，理想的弹力袜应自下而上地对下肢产生循序递减的压力，起到支持下肢静脉并促使下肢静脉血液回流，以利于有效地缓解或改善下肢静脉和静脉瓣膜所承受的压力，使静脉功能不全的临床症状得到明显的改善。穿用循序减压弹力袜是治疗下肢静脉疾病和淋巴水肿的有效措施之一。对下肢静脉曲张、下肢深静脉瓣膜功能不全、下肢深静脉血栓形成及下肢深静脉血栓形成后综合征及淋巴水肿等疾病都有较好的治疗效果。

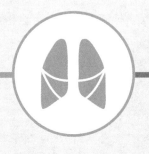

肺栓塞的致命元凶

深静脉血栓形成

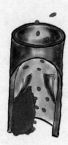

什么是深静脉?

简单来说,人体器官组织需要存活,需要氧气,动脉血携带着氧气,流经器官时释放氧气,然后流到静脉里变成静脉血再回到肺部去结合新的氧气。静脉分两大类,浅静脉和深静脉。浅静脉就是平时我们输液扎手背上的那些皮下表浅的静脉,静脉曲张时腿上突起来的那些血管,都是浅静脉;深静脉是静脉血回流的主要通路,一般跟各大动脉伴行,所以深静脉有个别称,叫伴行静脉。打个比方,浅静脉就好像某个城市道路的一些小路,而深静脉就是城市交通的主干道,如果小路坏了,对整个城市交通的影响不大,但要是主干道出现问题了,整个城市交通都会面临瘫痪。

什么是深静脉血栓形成?

深静脉血栓形成(deep venous thrombosis,DVT)就是血流在深静脉(多见于下肢)内不正常的凝固形成血栓,使静脉管腔部分或完全阻塞,血栓可能脱落进入并栓塞肺动脉,从而导致呼吸和循环功能障碍,严重可致死。

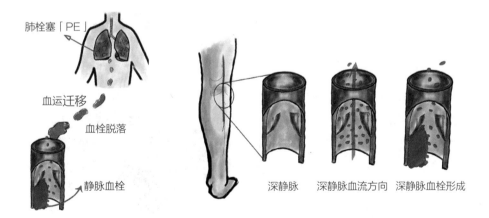

肺栓塞「PE」

血运迁移

血栓脱落

静脉血栓

深静脉　深静脉血流方向　深静脉血栓形成

深静脉血栓有什么危害?

第一种危害是血栓形成局部的血管炎症反应和堵塞静脉管腔造成的相应肢体静脉回流障碍。早期可见患病的下肢疼痛、肿胀,几个月后可能会出现下肢浅静脉的曲张、下肢皮肤的色素沉着以及站立时间稍长后会出现下肢的肿胀。

第二种危害则是下肢的深静脉血栓存在脱落的危险,一旦下肢深静脉血栓脱落,栓子会随着静脉血流回流到右心房,造成肺动脉栓塞,这是下肢深静脉血栓形成最致命的危害,因为如果栓子比较小,患者会出现胸痛、咳嗽等症状,但在栓子比较大,栓塞肺动脉的主干时,会引起严重呼吸困难,可能导致患者在十几分钟内死亡。

深静脉血栓多见吗?

深静脉血栓被认为是继冠心病、高血压后第三位最常见的心血管疾病,年发病率约千分之一,重症监护病房的患者中发病率可以达到10%～32%。

怀疑得了深静脉血栓应该做什么检查?

如果怀疑自己得了深静脉血栓,不要随便用药和延误,应该马上去正规专业的医院、专业的科室(血管外科)就诊,医生会进行血管超声、凝血功能等检查。需要强调的是,深静脉血栓形成的后果可重可轻,应该由血管外科专科医生根据病情做出相关后续治疗的判断。

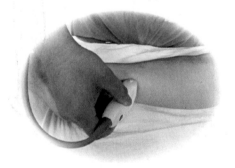

深静脉血栓的危险因素主要有哪些?

❶ 高凝状态:包括恶性肿瘤,妊娠、雌激素(避孕药)、创伤史、手术史(尤其是下肢、髋关节、腹部和盆腔手术)、肾病综合征、系统性红斑狼疮、感染、易栓症等。

❷ 血流淤滞:包括房颤、左心衰竭、卧床或制动、长途旅行(又称"经济舱综合征")、静脉曲张或瓣膜功能不全、静脉受压迫、肥胖、妊娠等。

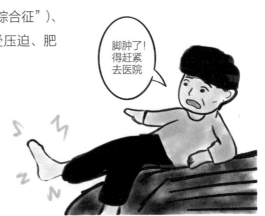

❸ 血管内皮损伤:包括创伤、手术、静脉穿刺、化学药物输注、静脉内留置导管等。

❹ 其他:高龄、既往深静脉血栓病史、血型、种族、下腔静脉畸形等。

下肢深静脉血栓形成有什么症状?

下肢深静脉血栓形成的临床表现根据血栓的部位、时间、侧支循环代偿情况、血栓进展情况等不同而呈现不同的表现,患者可以从无症状到肢体肿胀,甚至肢体坏死及猝死。常见的症状如下。

○ 肢体肿胀:肢体肿胀是下肢静脉血栓形成常见的症状之一,伴有患肢皮肤张力的升高,卧床休息及抬高患肢可有所缓解,大多为双下肢不对称性肿胀,严重的下腔静脉血栓可表现为双下肢对称性肿胀。

○ 肢体疼痛:多以肢体发沉、钝痛为主,卧床或抬高患肢可缓解,可以在沿着深静脉走行出现深压痛,患侧足背伸屈可出现牵拉痛。肢体高度水肿,可压迫动脉,造成肢体缺血疼痛。

○ 皮肤颜色和温度的变化:由于静脉血液回流淤滞,患肢皮肤多呈紫红色,皮肤温度升高明显。当出现严重肿胀压迫动脉时，可出现皮肤颜色苍白青紫甚至花斑，同时温度下降，需要急诊手术处理，否则会导致截肢。

○ 浅静脉曲张：主路堵了，小道的交通压力自然就大了。

○ 肺栓塞：呼吸困难、胸痛、咯血为肺栓塞三联征。大多数肺栓塞无症状或症状表现轻微，小部分肺栓塞会出现呼吸功能受损和血流动力学改变、呼吸困难、胸痛、咯血等，严重者导致死亡。

什么是腔静脉滤器手术？

腔静脉滤器植入是预防致命性肺栓塞的有效措施。腔静脉滤器是一种通过放置到腔静脉内用于防止致死性肺栓塞的一种过滤装置，根据其放置到体内的时间长短可分为临时性滤器、永久性滤器和两用型滤器。临时型滤器是可以从体内取出的。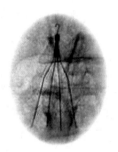

什么情况下需要置入下腔静脉滤器？

下腔静脉滤器可以预防和减少肺栓塞的发生。

推荐：对多数深静脉血栓患者，不推荐常规应用下腔静脉滤器；对于有抗凝治疗禁忌证或有并发症，或在充分抗凝治疗的情况下仍发生PE者，建议置入下腔静脉滤器。

下列情况可以考虑置入下腔静脉滤器：

❶ 髂、股静脉或下腔静脉内有漂浮血栓。

❷ 急性深静脉血栓，拟行导管溶栓或手术取栓等血栓清除术者。

❸ 具有肺栓塞高危险因素的患者行腹部、盆腔或下肢手术。

深静脉血栓的患者，可以下地活动吗？

大多数患者是可以下地活动的，尤其是在腔静脉滤器植入后，只要避免剧烈体育活动就可以，但对少数中央型深静脉血栓的患者，尤其没有置入腔静脉滤器的，血栓脱落导致严重肺栓塞的概率比较高，建议卧床休息一段时间再下地活动。

深静脉血栓的患者何时可以下地活动？应该注意哪些问题？

原则上主张尽早下地活动，医生评估患者的各项指标后，如果可以，就会鼓励患者下床，但下床活动初期，不宜走出病房，建议在家人的搀扶下沿床边慢步行走，持续时间不宜过长；若有不适，需要及时坐下休息或卧床；如果患者感觉良好，可以到病房走廊行走，如果是去厕所，必须要有家人陪护；另外，患者下床前需要检查与患者身体相连的各类管道和导线，切勿牵拉；如果是医生评估后，不适合下地活动的患者，一般需要卧床2~3周。

什么是INR？

服用华法林的患者需要进行规律的血液检测，叫做INR检测。INR的意思是国际标准化比值。

这个标准检验衡量的是血液凝固的时间。通常，在没有口服抗凝药物的情况下，血液的INR数值大约是1.0。血液凝固需要的时间越长，INR的值越高。例如INR的值是2.0，意思是血液凝固的时间是正常血液凝

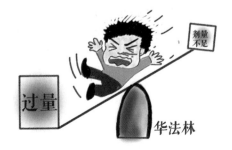

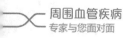

固的2倍。INR检测的结果决定了抗凝药物的用量,如果检测结果不在病情需要的范围内,抗凝药物的剂量就需要相应的增加或减少。抗凝药物的剂量需要满足不同患者的目标INR数值。

抗凝药物剂量怎么调整计算呢?

大多数深静脉血栓形成患者的INR的范围在2~3,一些特殊患者或者老年患者可能会调整在1.8左右。

在抗凝药物是安全并且有效的基础上,治疗的目标是保持INR和药物剂量恰好在治疗范围内。

华法林的用药和剂量调整技巧和经验:华法林使用的目标以INR值为2.0~3.0为好。大于75岁的老年人和出血的高危患者,应从2.5~3mg开始,每天一次口服,目标INR可以维持在2.0~2.5。华法林的初始剂量一般建议为2.5mg,不推荐更大的起始剂量。

用药前常规测定INR,第3天也必须测定INR,如果此时INR在1.5以下,应该增加0.5mg/d;如果INR在1.5以上,可以暂时不增加剂量,等待7天后INR测定的结果;如果INR与基础水平比较变化不大,可以增加1mg/d。根据INR值确定下次服用的华法林剂量,第1周至少查3次INR,1周后改为每周1次,直到第4周。INR达到目标值并稳定后(连续2次在治疗的目标范围),每4周查一次INR。如遇INR过高或过低,或由于某种原因改变了华法林的剂量,应根据INR值和剂量调整情况确定下次观察INR的时间。剂量调整应依据INR值,每次增减的量为0.5~1mg/d。每次调整剂量之前,应仔细寻找INR发生变化的原因,并且应该参考先前一段时间测定的INR数值。

如果以往INR一直很稳定,偶尔出现INR增高的情况,只要INR不超过3.5~4.0,可以暂时不调整剂量,3~7天再查INR。INR测定也不宜过勤。

如果我忘记吃药了或者吃错了药物的剂量怎么办？

如果您忘记吃药，将它记录在您下一次进行血液检测的表格里，并且第二天按正常剂量继续同一时间吃药，千万不要在第二天吃2倍的剂量，来弥补这次的缺失。

如果您吃错了药物的剂量，并且您吃的剂量大于您的正常剂量，请立即联系您的医生或到门诊治疗。

使用抗凝药物应注意哪些问题？

❶ 应用抗凝药物时注意个体差异，遵循个体化原则，防止过量或不足。

❷ 用药期间应监测凝血功能，如凝血酶原时间、活化部分凝血活酶时间、国际标准化比值等，根据结果调整用量。

❸ 口服抗凝药的凝血功能检测在用药的第1周每日检测1次，根据结果及时调整药物用量，指标达标后每1~2周检测一次。

❹ 有些药物，如吲哚美辛、保泰松、长效磺胺药、部分广谱抗生素、甲状腺素等有增强口服抗凝药抗凝效应的作用，而有些药物如灰黄霉素、口服避孕药等有降低抗凝效应的作用，因此临床应用时要引起注意。

❺ 少数患者在应用肝素制剂时出现血小板减少等并发症，应引起注意，及时停药。

❻ 极少数患者对于抗凝药物出现变态反应，应注意及时停药，对症处理。

应用抗凝药物治疗下肢深静脉血栓形成，应正确掌握其禁忌证，有以下情况者慎用或禁用：①出血性疾病或有出血倾向的患者；②血液凝固迟缓者（如血友病、紫癜、血小板减少）；③活动性消化道溃疡及出血性消化道疾病患者；④活动性肺结核伴有空洞形成患者；⑤难以控制的高血压患者（收缩压高于160mmHg或舒张压高于110mmHg）；⑥亚急性细菌性心内膜炎，严重心、肝、肾功能不全及恶病质患者；⑦近期有大手术特别是神经外科手术的患者；⑧妊娠、产妇或流产者。

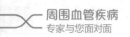
抗凝治疗可能出现哪些并发症？

正如所有的其他药物一样，抗凝药物也有其可能出现的并发症，其中最严重就是出血。

如果您发生了以下任意一种情况，请立即联系您的医生或到急诊就诊。

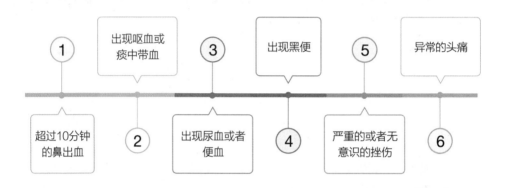

如果出现鼻出血并且不是很严重（可以在1~2分钟内停止），请在随诊时告诉您的医生。

如果您割伤了自己，立即用干燥清洁的纱布按压至少5分钟。

哪些情况可以影响抗凝治疗效果？

药物

许多药物可以影响抗凝治疗的疗效，当您需要应用其他药物时，请告知您的医生您正在接受抗凝治疗。

处方药

如果在接受抗凝治疗期间，您需要停止或者开始使用其他的药物，在停止或者开始使用这种药物5~7天内，医生会要求您进行血液检测。

这是为了确保您的INR数值不会改变。

为进一步治疗，请联系您的医生。

非甾体类抗感染药（例如阿司匹林）

如果您的医生没有给您开阿司匹林或其同类的药物，请不要使用。

止痛药

对乙酰氨基酚和含有可待因的止痛药是可以使用的，但当您需要规律地以最大剂量应用这些药物的时候请联系您的医生。

请警惕那些含有对乙酰氨基酚的止痛药里可能含有阿司匹林，如果您不确定，请咨询您的医生。

非处方药（包括草药）

请告知药剂师或药店工作人员您正在接受抗凝药物的治疗，并出示您的抗凝药物警示卡。

如果您需要使用草药、维生素或者各种营养补品，请告知您的医生，这是因为这些都将对INR的水平有一定的影响，并且影响到抗凝药物的剂量。

药剂师将告诉您适合您使用的药物。

如果您对您今后的治疗有什么不明白的地方，请咨询您的医生。

饮食

营养均衡的饮食很重要，如果您的日常饮食发生了很大的变化将有可能影响到您的身体对抗凝药物的反应。

如果您需要节食减肥请告知您的医生。

一些食物含有丰富的维生素K，维生素K可以影响INR的水平。这些食物在日常饮食中很重要，但每周的摄入量不要太多，因为如果这些食物的摄入量突然发生很大变化的时候将影响到您的INR水平。

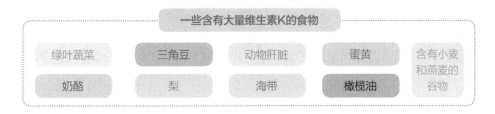

一些含有大量维生素K的食物

| 绿叶蔬菜 | 三角豆 | 动物肝脏 | 蛋黄 | 含有小麦和燕麦的谷物 |
| 奶酪 | 梨 | 海带 | 橄榄油 | |

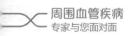
乙醇

适量的乙醇摄入不会影响到您的抗凝治疗，但酗酒会严重影响到抗凝的疗效。

乙醇摄入国内标准

男性每天不超过3~4单位	女性每天不超过2~3单位

500ml的啤酒（3.5%）乙醇含量是两个单位，一杯白酒（175ml）乙醇含量是两个单位。

呕吐和腹泻

如果您呕吐和腹泻超过1~2周，将影响到您的INR的水平，即使还未到应该进行血液检测的日期也请您立即进行INR检测。

您去看牙医或者接受手术时可能发生的事情。

看牙医

大多数时候，在不需要停止口服抗凝药物的情况下，口腔治疗是可以顺利进行的。

在您看牙医时，请告诉您的医生，您正在接受抗凝药物的治疗。

在您接受口腔治疗后的3天内，您需要进行一次INR检测。

接受手术

如果您需要接受外科手术治疗，请告知您的手术医生或术前准备护士您正在接受抗凝治疗。

手术前您可能需要停止口服抗凝药物一段时间，您的手术医生会跟你详细解释这些。

治疗记录非常重要。

当您进行血液检测时，请携带记录血液检测结果的表格。

如果您是在普通门诊进行的血液检测，请要求门诊医生或自己在表格上填写相关的检测结果。

如果您没有表格，请联系您的医生，并补办表格。

深静脉血栓形成会不会影响下肢功能？

人体的下肢有深静脉和浅静脉两套静脉回流系统。深静脉阻塞了，势必会造成静脉回流障碍，这也是深静脉血栓的患者为什么会下肢肿胀的原因，但由于深浅两套静脉回流系统之间有较为丰富的交通侧支，经过足够长时间的恢复，侧支循环会更加丰富，一些侧支能够起到代偿作用，对下肢静脉血的回流会有一些帮助，也不会影响下肢的运动功能，但有一部分患者无法完全代偿，患者长期下肢肿胀，这种情况下，患者就需要长期坚持睡觉时抬高患肢，下地时长期坚持穿医用弹力袜。

患深静脉血栓后下肢肿胀、沉重怎么回事？

深静脉血栓形成后，由于静脉阻塞和深静脉瓣膜功能受损，导致长期的静脉高压和肢体静脉回流障碍所引起的肿胀、疼痛、皮肤色素沉着甚至皮肤难愈性溃疡等一系列综合征，也称作深静脉血栓后综合征。典型症状表现为肢体的肿胀、坠胀感，疼痛、沉重感、易疲劳感，在站立时明显。

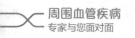
深静脉血栓后综合征怎么治疗？

深静脉血栓后综合征的治疗主要有以下几种方法：

❶ 保守治疗：医用弹力袜，静脉活性药物、肢体间歇加压治疗和肢体功能锻炼；

❷ 微创腔内介入治疗，开通闭塞的静脉；随着腔内技术的进步。通过腔内手段处理病变血管，开通闭塞的静脉，解除静脉受压，有效缓解慢性静脉高压，有助于解决静脉流出道的梗阻，恢复静脉血流，还能改善小腿静脉泵功能，改善深静脉血栓后综合征的症状，促进静脉性溃疡的愈合，提高患者的生活质量。

深静脉血栓患者需要长期服用抗凝药吗？

对于继发于一过性危险因素的初发深静脉血栓患者，使用华法林（维生素K拮抗剂）3个月；危险因素不明的初发深静脉血栓患者，使用华法林6~12个月或更长；伴有癌症并首次发生的深静脉血栓患者，应用低分子肝素3~6个月后，长期使用华法林；对于反复发病的DVT患者和易栓症患者，建议长期抗凝，但需定期进行风险效益评估。

腔静脉滤器手术以后可以做磁共振检查吗？

很多出院后的患者遇到其他疾病需要做核磁和CT检查时，询问能否做？担心体内的滤器会不会对身体造成伤害？会不会对检查结果产生影响？现在大多数滤器是可以接受核磁检查的，具体的需要看您使用的滤器厂家的产品说明书。对成像的质量，会产生一些伪影，但有经验的大夫，不会对诊断结果造成影响。

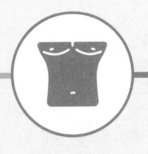

身体里的不定时炸弹

主动脉瘤

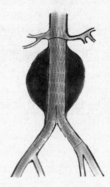

我们先来看一个病例：

最近一个月，67岁的李大爷觉得自己肚子有隐隐的疼痛，没有呕吐、腹泻等症状，在肚脐附近可以摸到一个包块，还在"扑通扑通"地"跳动"。李大爷虽有高血压、高血脂、动脉硬化病史，不过一直都有持续服药回诊，控制得相当不错。这是怎么回事？李大爷到医院一检查，医生告诉他，这是腹主动脉瘤，就像隐藏在身体里的"不定时炸弹"，要立即"拆除"，否则随时有"爆炸"的危险。

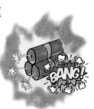

腹主动脉瘤是癌症吗？

腹主动脉是主动脉自心脏发出后走行到腹部这一段的称谓。动脉壁具有一定的弹性，因此在具有一定压力的搏动的血流冲击下，可逐渐扩张，像吹气球一样膨胀起来。腹主动脉瘤指的就是扩张增宽的腹主动脉，里面装的仍然是流动的血液，而并非长了什么东西，因此它与其他身体各部位的实性肿瘤不一样，腹主动脉瘤是一种良性病变，不是癌症。

腹主动脉瘤是血管外科常见疾病。一般认为，腹主动脉前后径达到或超过30mm即可称为腹主动脉瘤。

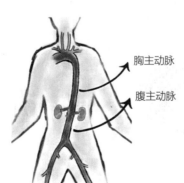
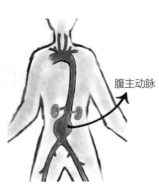

胸主动脉

腹主动脉

腹主动脉

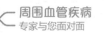

什么样的人容易得腹主动脉瘤？

腹主动脉瘤主要的发病原因是动脉硬化引起的动脉壁"老化"，进而在血流压力的持续作用下逐渐扩张，因此多发生于老年患者。男性的发病率远高于女性。吸烟是腹主动脉瘤的高危因素，超过65岁曾有吸烟史的男性，应常规筛查腹主动脉瘤；此外，长期高血压控制不佳，也是腹主动脉瘤的易发因素。

腹主动脉瘤对人体有何危害？不治行不行？

在不予治疗的情况下，已扩张成瘤的腹主动脉管腔会持续增大，如同吹气球一样，如持续吹下去，气球会被吹爆。腹主动脉瘤随着体积逐渐增大，破裂的风险也会逐渐增高。腹主动脉瘤一旦破裂，可造成体内大量出血，导致患者休克甚至死亡。除破裂出血外，增大的腹主动脉瘤可挤压胃肠道空间，可能引起患者出现类似消化不良的症状，或腹部隐痛，或引起便秘。如增大的瘤体向后方明显突出，还可能引起腰背痛的症状。腹主动脉瘤内壁上还常有血栓形成，贴附在血管壁上，一部分病例中，瘤体内附壁血栓可有小块的脱落，顺血流流向下肢动脉，堵塞下肢动脉，引起下肢缺血症状。因此，即使腹主动脉瘤并非恶性肿瘤一类的疾病，但也必须引起患者的重视，一经查出，尽早到医院就诊，可避免发生上述情况。

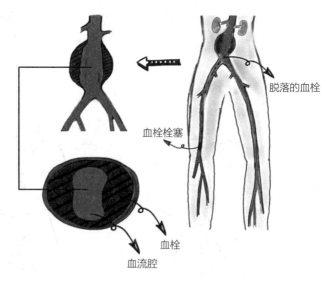

脱落的血栓

血栓栓塞

血栓

血流腔

腹主动脉瘤何时会发生破裂？

有没有一个固定的尺寸，腹主动脉扩张至此就会破裂？没有。小直径的腹主动脉瘤一样存在破裂的风险，临床上确有实例，因此没有绝对安全的限度，允许患者延迟就医。

如何才能发现是否患有腹主动脉瘤？

大部分患者常规体检中经由腹部超声检查发现，因此常规进行体检十分必要。有部分体型较瘦的患者，偶然在平卧时触摸到肚脐附近搏动性的包块，进一步检查发现患有腹主动脉瘤。如前所述，腹主动脉瘤可导致患者出现消化不良、便秘、腹痛、腰背痛甚至下肢缺血等症状，患者常因此就诊发现。

> 腹主动脉瘤主要的临床症状：腹部触摸到搏动性的包块，可能伴有腹痛，消化不良，便秘，腰背痛，逐渐出现或突然发生下肢发凉、麻木、行走后酸胀无力、脚趾及足部皮肤苍白。

怀疑自己得了腹主动脉瘤需要做什么检查？

如果怀疑自己得了腹主动脉瘤，首先患者需要到血管外科进行就诊。首先需要进行腹部超声的检查。这是一项对人体无辐射、无创伤的简单检查项目，但对腹主动脉瘤的检出比较准确，超声下测量腹主动脉直径，可以确认有无腹主动脉扩张。如腹部超声确认存在腹主动脉瘤，患者还需要进行腹部CT血管造影（即CTA，俗称增强CT）的检查。这项检查需要在患者静脉内注射对比剂，通过

CT成像，在影像中突出显示腹主动脉，并可得到动脉瘤的三维重建影像。CTA影像是血管外科医生制订手术方案的最重要的依据。

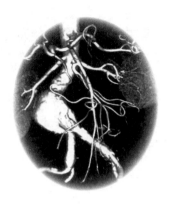

> 腹主动脉瘤确诊需要的检查：腹部（血管）超声，腹部CT血管造影（CTA）。

腹主动脉瘤何时需要手术治疗？

国际上公认的腹主动脉瘤接受手术治疗的标准，为腹主动脉瘤最大直径达到或超过50mm。直径不足50mm的腹主动脉瘤患者，由于破裂风险极小，继续观察是安全的，建议每6个月或1年复查腹主动脉超声及腹主动脉CT血管造影（即CTA，俗称增强CT），由医生在影像片中测量腹主动脉直径，达到或超过50mm时，可建议手术治疗。有部分患者，瘤体最大径虽未达到手术标准，但经检查测量发现瘤体增长迅速，1年内增长超过10mm或6个月内增长超过5mm，也应尽早手术治疗。此外，腹主动脉瘤患者突发剧烈腹痛，如能排除其他引起急性腹痛的疾病，这种症状可能提示腹主动脉瘤将要破裂，患者应以最快速度到达附近医院就诊。

> 腹主动脉瘤手术指征：伴有腹痛症状的腹主动脉瘤；无症状但瘤体最大径等于或大于50mm，或12个月瘤体直径增长等于或大于10mm，或6个月瘤体直径增长等于或大于5mm。

腹主动脉瘤的手术治疗方法有哪些？

目前针对腹主动脉瘤的手术治疗方法主要有两种。

❶ 腹主动脉瘤腔内修复术，即常说的微创手术或覆膜支架置入术。这种方法治疗原理是，将一套带膜支架，由大腿根部的股动脉向上送入腹主动脉内，由医生在体外通过手柄操作，令这套支架内衬固定于腹主动脉内，将扩张的瘤腔隔绝于支架外。由于支架的覆膜是由血液不能透过的人工血管膜制成，因此血流将仅从支架内流过并流向下肢动脉，曾经扩张的动脉瘤腔内不会再有血流进入，由此使动脉瘤不再继续扩张，继而控制了瘤体破裂的风险。

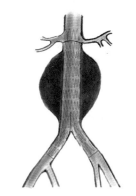

腹主动脉瘤覆膜支架植入状态

❷ 腹主动脉瘤切除人工血管移植术，即常说的开刀手术或"搭桥"手术。这种方法的治疗原理是，传统外科手术方法打开腹腔，经过腹腔找到腹主动脉瘤将其直接切除，用正常直径的人工血管代替切除的腹主动脉段，从而彻底解决腹主动脉瘤的问题。

如何选择微创手术还是开刀手术来治疗腹主动脉瘤？

这两种手术方式都有一定的"门槛"，需要医生对患者进行评估后才能决定，并非像购物一样可以任选。

具体来说，腹主动脉瘤腔内修复术（微创手术）要求动脉瘤形态比较"规则"。原因是，目前市场上有售的覆膜支架产品，都是有一定型号的成品，型号主要指的支架口径和长短的不同组合。绝大多数形态比较"规则"的瘤体都能找到匹配型号的覆膜支架产品，但有一部分患者，其瘤体形态非常不规则，无法找到合适型号的支架时，就不适宜进行腹主动脉瘤腔内修复术。就好比一个人买衣服，如果体态均匀，无论胖瘦都可以买到合适尺寸的衣服，但如果腰粗腿短，或极高又瘦的人，就不容易买到合适的衣服了。随着血管腔内技术的发展和新型耗材的不断出现，越来越多不太"规则"的瘤体也可以进行微创手术了。现有的技术条件，允许血管外科医生对覆膜支架进行一些形态上的改造或结合使用各种支架组件与覆膜大支架进行拼接组合（就如同搭建乐高玩具一样），来满足修复一些特殊形态瘤体的要求。还有一些厂家可以为患者定制覆膜支架，如同为特体顾客量体裁衣，来填补成品型号的空缺，但也需要较长的等待时间。腹主动脉瘤腔内修复术手术过程中需要使用一定量的增强对比剂（即造影剂），这种物质需要通过肾脏代谢，对于肾功能不全的患者来说，有导致术后肾功能损害加重的风险，因此肾功能不全的患者接受这种手术需特别谨慎，需要经过医生的仔细评估决定。

对于开刀手术来说，几乎不受限于腹主动脉瘤的形态，但要求患者身体一般情况要能够耐受开刀手术。原因是，开刀切除腹主动脉瘤的手术过程中，会有一定量的失血；术后患者需要3~5天的禁食时间；手术需要在全身麻醉气管插管条件下进行。这些都要求患者没有严重的全身系统疾病，如未经妥善治疗的冠心病、心功能不全、慢性阻塞性肺病、脑梗急性期、消化道出血、其他活动性出血疾病、未控制的全身感染或腹腔内感染等情况，如有近期开腹手术病史，也不适宜再接受开腹腹主动脉瘤切除术（不仅限于上述情况）。

如患者同时具备接受两种手术方案的条件，医生将尊重患者本人意愿，选择手术方式。

微创手术和开刀手术前后患者的经历有哪些不同？

腹主动脉瘤腔内修复术及腹主动脉瘤切除人工血管移植术围术期事项对比

	腹主动脉瘤腔内修复术	腹主动脉瘤切除人工血管移植术
术前肠道准备	可能需要	需要
胃管置入	一般不需要	需要
对比剂过敏试验	需要	不需要
术中使用对比剂	需要	不需要
麻醉方式	局部麻醉/硬膜外麻醉/全身麻醉	全身麻醉
手术时间（估计）	2~4小时	4~6小时
切口	双侧大腿根部穿刺点，约1cm或纵行切口，约4cm	腹部正中切口，约30~40cm

续表

	腹主动脉瘤腔内修复术	腹主动脉瘤切除人工血管移植术
输血	一般不需要	很可能需要
术后禁食水	不需要	需要，约3~5天
术后离床时间	24小时后	48~72小时后
拆线时间	如单纯穿刺，不需要 如股动脉切开，9天	10~14天
术后复查时间	术后1周、3个月、6个月、1年，此后每年1次	术后1周、3个月、6个月、1年，此后每年1次
术后复查项目	腹主动脉超声，腹部CT血管造影（CTA）	腹主动脉超声

腹主动脉瘤腔内修复术后需要注意什么？

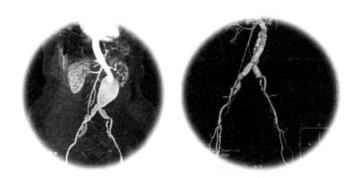

患者术后一般情况稳定，无特殊不适，即可开始进食水。卧床24小时后，医生确认穿刺点没有出血，即可离床活动。患者本人及陪护人员需要注意以下几点。

❶ 离床活动后，大腿根部穿刺点或切口有无渗血、渗液，注意保持腹股沟区域干燥清洁，如仅为单纯穿刺，术后隔日可洗浴，如接受了切开，9日拆线后可洗浴。

❷ 注意小便的颜色和量有无异常。

❸ 观察进食后有无腹胀、腹痛，排气排便是否正常等，同时医生也会为患

者安排术后必要的抽血化验及影像学检查。

❹ 待术后复查结果满意离院后，务必按医嘱按时返院进行复查。复查间隔期间随时出现腹痛、腹胀等不适，虽未达到复查期限，也应尽快到医院就诊。

腹主动脉瘤切除人工血管移植术后需要注意什么？

患者术后清醒后需继续禁食水并保留胃管，因为经腹腔手术后胃肠道处于休息阶段，不能马上开始工作，留置的胃管可将胃内分泌的消化液引出，进一步减少消化系统负担，令其更快地恢复功能。待患者有自觉排气，医生听诊腹部恢复肠鸣音，即会开始令患者逐步恢复饮食，并适时拔除胃管。患者术后腹部缠裹腹带，保护切口。开腹患者一般术后感觉较虚弱，需要卧床休息，可不必勉强离床活动，但鼓励视个人身体情况进行床上活动，如直腿抬高、屈膝、勾脚等，促进下肢静脉血液回流，预防静脉血栓形成。待一般情况稳定，体力大部分恢复，无明显切口并发症，可离床活动。早期离床活动也可加速胃肠道功能恢复。患者本人和陪护人员需注意如下几点。

❶ 术后切口疼痛。为正常现象，不必紧张，如程度较重，可告知医护人员，接受适宜止痛治疗。

❷ 气管插管后可有咽部不适、咳嗽、咳痰等症状，患者需在医护人员指导下积极将痰液排出，避免痰液滞留引起肺部感染，咳痰时可用双手在切口两侧稳定腹部减少震动，不必过于紧张切口裂开的风险。

❸ 医生允许进食水后，一般从少量多次饮水开始，逐步过渡至清流食（如米汤、菜汤、果汁等）、流食（稀粥、面糊等）、半流食（面片汤、鸡蛋羹、稠粥、肉松等），继而恢复正常饮食，注意少食多餐。恢复进食过程中，患者应随时注意有无腹胀，排气、排便是否正常，如出现腹胀、腹痛、停止排气、排便，及时告知医护人员。

❹ 腹部切口拆线前注意保持切口干燥，10～14天拆线后可洗浴。

❺ 待术后复查结果满意离院后，务必按医嘱按时返院进行复查。复查间隔期间随时出现腹痛、腹胀等不适，虽未达到复查期限，也应尽快到医院就诊。

腹部CT血管造影（CTA）检查有什么危险吗？

　　CTA检查对人体有一定的辐射，但辐射量在对人体尚在无害的安全范围内。医生一般不建议患者过于密集地进行CT检查。从确诊到手术后1年内，腹主动脉瘤患者大约需要进行5次CTA检查，不会因放射线辐射对患者产生临床损害。CTA检查所使用的增强对比剂需经肾脏代谢，基础肾功能正常患者均可正常将对比剂排出。肾功能不全患者，在接受CTA检查前，务必将具体情况告知医生，医生可酌情减少CTA检查次数或选择其他方法评估病情，也可通过输注生理盐水的简单方法，增加患者排尿量，加速造影剂排出、保护肾脏功能。对于一般患者，CTA检查后适量略增加饮水即可，可加速造影剂排出。

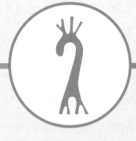

生命主干道的
灾难性病变

主动脉夹层

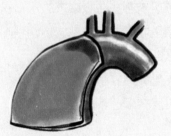

让我们先来讲一个病例：

奇怪的胸痛

老王今年59岁，长期从事建筑工作，平时爱好就是吸烟，偶尔喝点白酒，平常血压挺高，没当回事。最近老王的独子要结婚了，家有喜事，用钱的地方多，老王更是在工地上干得热火朝天。这天老王干完体力活，刚进洗澡间，突然感觉胸背部剧烈疼痛，就像身体被撕开一样，脸色苍白，全身大汗，连话也说不出来了。有工友懂点医学常识，立即想到老王会不会心梗了，赶紧给120打电话。救护车立即将老王送到医院急诊。值班医生给老王接上了心电监护，发现心率超过了100次/分，血压也很高，达到了190/110mmHg，询问病史老王平时血压仅有轻度升高，医生也考虑有急性心肌梗死可能，马上做急诊心电图和心肌酶谱检查。可是检查结果出人意料，心电图正常，心肌酶谱正常，再查个肌钙蛋白结果还是正常。这时老王痛得更厉害了。"这是怎么回事啊？"值班医生也急了，马上给心脏中心主任打电话。心脏中心主任立即赶来，听了值班医生对病情的汇报以后，主任凭多年的经验马上意识到："会不会是动脉夹层？"马上指示做胸部CT扫描检查。半个小时后结果出来了，果然动脉有问题，放射科医生的诊断是"胸主动脉夹层"。心脏中心主任立即指示请血管外科医生会诊。血管外科医生会诊后告知老王的家人病情十分危险，主动脉夹层有随时破裂导致死亡的危险，需要马上住院手术。老王马上住进了血管外科病房，经充分的手术准备后，很快做了主动脉夹层腔内隔绝微创手术。术后胸背部剧痛很快消失了，血压也恢复了正常。

老王脱离的生命危险，但对主动脉夹层还存在很多困惑，让我们血管外科医生逐一解答老王的问题，来比较全面地了解主动脉夹层这种生命主干道上发生的致命疾病。

主动脉为什么被称为"生命主干道"？

主动脉包括主动脉弓、胸主动脉、腹主动脉，由心脏泵出的血必须先经主动脉弓、胸主动脉、腹主动脉，再通过各个器官、脏器的分支将血输送到全身各处，供给人体的需要。因此，主动脉被称为生命的主干道。

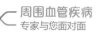
主动脉夹层又是哪一种疾病？

主动脉夹层指主动脉腔内的血液通过内膜的破口进入主动脉壁中层而形成的血肿，简称主动脉夹层。

主动脉夹层与奶油夹层饼干特别像，内外两侧饼干分别为真腔和假腔，奶油夹心就是中间夹层。

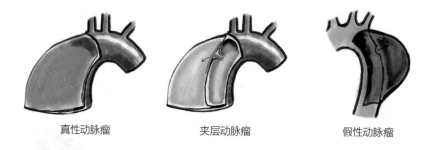

真性动脉瘤　　　　　　　夹层动脉瘤　　　　　　　假性动脉瘤

主动脉夹层是比较少见的疾病吗？

动脉夹层的发病率还不清楚，主要原因在于很多患者死于此病，因为我们国家缺乏尸检，其中来自发达国家的尸检资料表明其发病率为万分之一。该病发病呈现出一定的季节性，好发于冬春两季。一天之中的发病高峰期是早上8：00～9：00。年龄、性别是影响主动脉夹层发病、症状和预后的一个重要因素。在我国，夹层发病常在50～60岁，男女发病率之比为3∶1。

主动脉为什么会发生分层？

主动脉夹层主裂口多位于主动脉大弯侧，这与血流有密切关系。首先，这2个部位受到血流直接的冲击力较大。其次，主动脉弓的运动使该部位中膜弹力板层容易被"搓开"，从而产生夹层。

举个例子：夹层就像自行车内胎破了，相信大家都骑过自行车，有时候夏天天气热，自行车内胎膨胀破了，结果气全漏到了外胎，然后又通过外胎漏到外面，结果轮胎就憋了，车就不能骑了。

血管里面的血就像自行车内胎里面的气，通过破空进入到内胎和外胎之间，这就是我们所说的夹层。

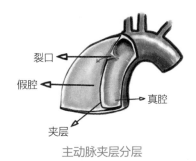

主动脉夹层分层

主动脉夹层常发生在哪些部位（如何分类）?

传统主动脉夹层分型方法中应用最为广泛的是Stanford分型和Debakey分型。根据夹层在主动脉不同位置进行分类，分型很大程度决定手术方式的选择及患者预后，这在临床上是非常重要的。

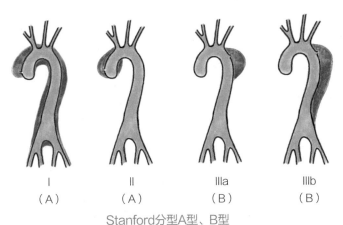

I
（A）

II
（A）

IIIa
（B）

IIIb
（B）

Stanford分型A型、B型
DeBakey 分型：I型、II型、III型

以上分型是医生根据患者的检查进行划分，来决定患者治疗以及可以预判患者预后情况。

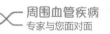
主动脉夹层常见的危险因素有哪些？

❶ 高血压：在主动脉夹层的患者中，有62%～78%的患者有高血压，而且大多数人血压控制极其不好。

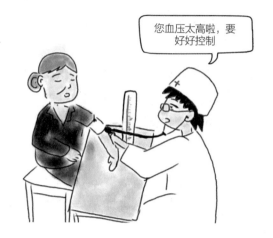

您血压太高啦，要好好控制

❷ 不良生活习惯如吸烟、酗酒、维生素摄入不足也极其有可能导致主动脉夹层。

❸ 有些主动脉本身疾病如主动脉瘤、主动脉弓发育不全、主动脉缩窄、遗传性性结缔组织病等疾病都是公认的主动脉夹层易感因素。在小于40岁的主动脉夹层的患者中，遗传性性结缔组织病占大多数。

❹ 医源性因素如主动脉手术、心肺复苏等操作都与夹层形成有关，占约5%。

主动脉夹层的临床症状有哪些？

❶ 疼痛：是夹层最常见的临床症状，一般也是最早出现的症状，疼痛是非常剧烈的，据好多患者康复后回忆会有一种濒临死亡的感觉。

❷ 休克：有一半的患者因剧烈疼痛可有焦虑不安、大汗淋漓、面色苍白、皮肤湿冷、心跳加速等表现，如夹层破裂则会失血过多、血压下降、最后极有可能死亡。

❸ 高血压：约80%的患者可有高血压，血压是反映主动脉弹性和强硬度的一个重要指标。

❹ 主动脉夹层压迫邻近器官，可能会造成相应的不同症状。

（1）夹层累及心血管时，可出现心肌缺血和心绞痛，严重者可能会心肌梗死。

（2）波及颈动脉可引起脑供血不足，可出现头晕、晕厥，甚至昏迷、偏瘫等症状。

（3）主动脉夹层病变腹腔内脏血管，表现为剧烈腹痛，多数为上腹部疼痛，常伴恶心、呕吐。

什么样的胸痛要考虑主动脉夹层？

胸痛是主动脉夹层发病最常见的早期表现，一般为典型的胸骨后剧烈疼痛，呈刀割或撕裂样尖锐性疼痛，有时疼痛随着心跳而加剧，难以忍受，有窒息感甚至濒死的极度恐惧感。这种疼痛随着动脉夹层波及的范围不同可以出现头部、腹部、腰背痛、下肢痛等。其实这种疼痛与心梗极其相似，不易区分，需要医生进行相关检查进行鉴别。

主动脉夹层到底有多么凶险？

这种病最大的风险就是突发血管破裂，大量出血以至于死亡。主动脉夹层是一种极为凶险的心血管突发性疾病，具有发病突然，病情复杂、进展迅速、病死率高等特点，需要高度重视。临床报道多数患者在急性期死亡，如不及时救治，1周内死亡率能达到60%～70%，3个月死亡率可达90%以上，随着近年来该病的诊断和治疗方法的进展，3个月死亡率已降至25%～35%以下，5年生存率可达50%以上。虽然随着技术的进步，死亡率有所降低，但是这种病仍然需要医生、患者及家属给予足够的重视，因此，及时就医是挽救夹层患者生命的前提。

主动脉夹层需要做哪些检查?

1 简单的B超可以发现主动脉夹层。

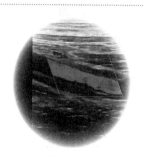

B超是目前临床上开展较多的无创性检查，因超声便捷、无创且费用较低，临床上也可以作为主动脉夹层患者的首选检查方法。但是这需要有经验的B超医生操作。

2 CT检查应用的更广泛，核磁检查比较少用。

CT是目前最常用的术前影像学评估方法，准确率非常高。核磁检查比CT准确，但是具有时间长、费用高等缺点，而且患者体内如果有支架、钢板等内置物，应用的比较少。

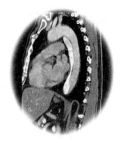 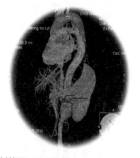

主动脉三维增强CT重建

3 主动脉造影是诊断主动脉夹层的"金标准"。

尽管无创诊断技术发展迅速，主动脉造影检查仍然是诊断主动脉夹层最好的办法。目前常在腔内隔绝术治疗夹层中应用。

一旦发现主动脉夹层，需要采取哪些初步治疗措施？

急诊的初步治疗措施其实就是止痛和控制血压。

❶ 止痛：疼痛本身可以加重高血压和心动过速，对主动脉夹层患者极为不利，因此须及时静注吗啡或哌替啶止痛，所用药物均应静脉或肌内注射，以便尽快发挥药效。

❷ 控制血压：充分控制血压是主动脉夹层抢救的关键，降低血压能有效稳定和中止夹层的继续分离。血压应降至能保持重要脏器（心、脑、肾）灌注的最低水平。我们临床上治疗目标值是将收缩压降至100～120mmHg、心率控制在60～80次/分比较理想。一般是硝普钠和β受体阻断剂合并使用。

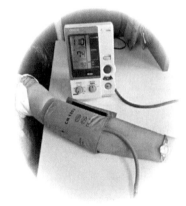

❸ 心理护理：急性夹层动脉瘤起病急、凶险，预后差，患者和家属都有不同程度的恐惧忧虑，给予患者安慰、同情、鼓励，避免消极的暗示，讲解密切配合、保持平静心态的重要性，增强患者战胜疾病的信心。

❹ 高度怀疑有急性主动脉夹层分离的患者必须严格卧床休息，予以急诊监护，监测血压、心率、尿量、意识状态及神经系统的体征，稳定血流动力学，维护重要脏器的功能，为适时进一步治疗，避免猝死提供客观信息和机会。

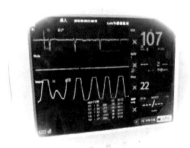

❺ 病情稳定后可以开始进食。3日后可以开始逐渐将静脉使用的抗高血压药改为口服，没有并发症者可以移出重症监护室并开始活动。内科治疗对于没有并发症的动脉夹层患者，85%～90%在2周左右可以出院。有复杂并发症者，如不进行外科或介入治疗，极少能存活。

主动脉夹层都有哪些手术治疗方法?

手术方式大概分为开放手术和腔内介入手术。

❶ 开放手术就是开刀手术,手术方式有很多种,简单来说就是把夹层血管换成人工血管,人工血管就是特殊材料制作的血管,这些手术损伤很大,风险极高。

❷ 介入手术又叫腔内微创隔绝术,通过介入手段把特殊支架放入夹层血管内,相当于把夹层口堵上,让血液在支架内流通,这样夹层就不会破裂了。不再通过开大刀的方法,具有损伤小、手术时间短、恢复快等优点。

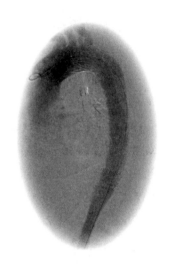

手术治疗后有哪些注意事项?

1 主动脉夹层腔内隔绝术后需要长期控制饮食、血压及随访,饮食上需低盐、清淡、低胆固醇。

2 坚持长期服用降血压药物,使血压维持在正常范围内,特别注意避免血压大幅波动,不得擅自调整药物剂量或停药。

3 生活中保持情绪稳定,避免剧烈运动和重体力劳动,最好以不感到疲劳为宜。

4 一旦出现胸腹、腰背疼痛等症状及时到医院就诊。

5 即使无明显症状,建议3、6、12 个月来院复查CTA或MRA,一旦发现问题,需及时治疗。

如果在家里或者外地突然出现剧烈胸痛，应该怎么办？

❶ 最重要、最要紧是及时呼救，叫人或者及时拨打120急救电话。

❷ 如果在野外无人环境，可以让患者平卧或坐位、背部有依靠，同时尽快拨打120。

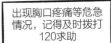

出现胸口疼痛等危急情况，记得及时拨打120求助

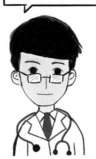

❸ 如果在家里，除了以上其他外，有氧气罐可以给患者吸氧；有血压计量个血压，如果血压高，可以口服1片降压药。

❹ 切忌不要相信错误传闻：例如"用力拍打""针刺放血""剧烈咳嗽"等错误做法。

主动脉夹层能治好吗？

主动脉夹层是一种非常凶险而且死亡率很高的疾病，如果手术治疗及时，这种病治好的可能性很大，但是术后一定要控制好血压、定期复查，切勿轻视。虽然现在仍然有一些夹层疾病非常复杂，治疗起来非常麻烦，但是大部分动脉夹层手术成功率很高，相信随着技术的进步，那些复杂夹层也会得到很好的治疗。

主动脉夹层有哪些预防方法？

❶ 有高血压的患者应每天至少2次监测血压的变化，采用健康的生活方式，合理的应用药物，控制血压在正常的范围。

❷ 老年人适当限制体力活动、避免运动量过大诱发疾病的发生，同时注意保暖，情绪不要过于激动。

❸ 在伴有主动脉瓣二尖瓣化畸形和马方综合征的患者，更应限制剧烈活动，定期体检监测病情变化，及时手术治疗预防主动脉夹层的发生。

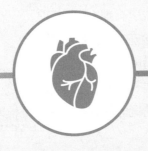

心房血栓的致命旅程

急性动脉栓塞

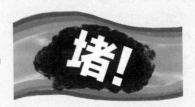

堵！

急性动脉栓塞，是谁惹的祸？

我们先来看一个真实的案例：

一位67岁女性，多年前发现房颤，但从未正规治疗。某天患者突然出现腹痛，伴有恶心、呕吐、腹胀，自服了"胃药"仍不见好，疼痛却逐渐加重，1天后被家人送至医院急诊。医生为其进行了仔细的查体及必要的辅助检查，心电图提示心房颤动，最终在腹部增强CT找到了线索——肠系膜上动脉栓塞。由于已经出现小肠坏死，患者进行了急诊肠切除手术，术后开始抗凝治疗，并艰难度过了感染关。术后第3周，患者的右手开始出现疼痛、麻木、发凉，皮肤青紫，CT发现右臂的肱动脉被栓子堵塞了5厘米，同时腹部CT发现脾梗死，诊断为急性肱动脉栓塞、右前臂坏疽。在肠切除术后6周，患者进行了右臂截肢术，术后重新开始抗凝治疗，遗憾的是，14个月后患者死于肠切除术后的营养不良。本例就是典型的房颤导致的急性动脉栓塞，如果栓塞前即开始抗凝治疗，或许悲剧就不会出现……

什么是急性动脉栓塞？

动脉栓塞系指栓子自心脏或动脉壁脱落或自外界进入动脉，被血流推向远侧，阻塞动脉血流而导致肢体或内脏器官缺血甚至坏死的一种病理过程。周围动脉栓塞时，患肢出现疼痛、苍白、远处动脉搏动消失、厥冷、麻木和运动障碍。此病起病急骤，发病后肢体甚至生命受到威胁，及早诊断和分秒必争地施行恰当的治疗至为重要。

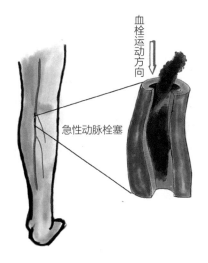

血栓运动方向

急性动脉栓塞

动脉急性栓塞的栓子都从哪里来的?

心源性栓子: 约90%的栓子来源于心脏, 心房颤动与栓塞关系密切, 房颤造成的栓塞, 大部分来源于左心房附壁血栓。

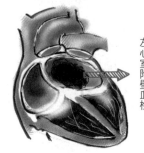

左心室附壁血栓

非心源性栓子: 血管源性, 比如动脉瘤或人工血管腔内的血栓脱落、动脉粥样硬化斑块、胆固醇栓子。

血管源性: 动脉瘤、动脉硬化粥样硬化斑块、人工血管腔内的血栓脱落以及胆固醇栓子等。

医源性: 由于广泛开展心脏人工瓣膜置换和人造血管移植, 安置心脏起搏器、动脉造影、血液透析的动静脉瘘、动脉内留置导管和大动脉反搏气囊应用, 都可能引起动脉栓塞。

原因不明: 一般认为有4%~5%患者经仔细检查仍不能发现血栓的来源。

房颤血栓脱落有那么可怕吗?

血栓风险是房颤最大的危害之一。心房血栓一旦脱落, 沿着动脉跑到全身各处引起血管堵塞, 如下肢动脉栓塞、肾动脉栓塞、肠系膜上动脉栓塞、脑动脉栓塞等。血栓事件是影响房颤患者整体生存状况的重要因素, 研究发现, 男性房颤患者死亡率是非房颤患者的1.5倍, 女性房颤死亡率是非房颤患者的1.9倍。

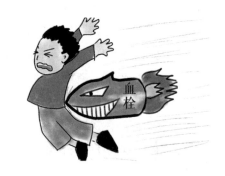

急性动脉栓塞会导致脑卒中吗?

是的。动脉栓塞是脑卒中的一种特殊类型,是指发生在脑动脉的栓塞,由于脑组织对缺血缺氧的耐受明显低于其他组织或器官,可在短时间内造成严重后果,即大家熟悉的脑卒中,现代医学上一般认为发病超过6小时后即不可逆,临床上称为脑梗死。

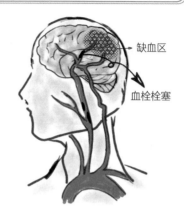

→ 缺血区

→ 血栓栓塞

动脉栓塞有哪些危险?

动脉栓塞的危险与栓塞的具体部位和时间有关系,生活中最常见的是发生在下肢动脉的栓塞,可以造成下肢剧烈疼痛、发凉、不能活动等,严重者足趾坏疽或截肢;发生在肠道血管则可造成急性肠道缺血性疼痛,时间稍长则进展为肠道坏死;其他部位的栓塞也都伴有相应表现,有些可带来严重后果,如肾脏动脉栓塞可以造成肾梗死、脑动脉栓塞会造成脑梗死等。

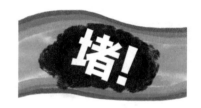

哪些部位易发生急性动脉栓塞?

理论上栓子堵塞的血管可在身体各个部位,动脉分叉部管腔变窄,故栓塞绝大多数发生在动脉分叉部,栓塞的部位与血栓栓子大小有密切关系,一般来说,小的栓子常栓塞于脑部、内脏动脉(肠系膜上动脉、肾动脉和脾动脉等)和上肢动脉;较大的栓子常阻塞于腹主动脉末梢和下肢动脉,下肢动脉的栓塞时,股总动脉最易受累,其次是髂总动脉、腘动脉等。

出现什么情况时怀疑有急性动脉栓塞可能？

如出现以下5个征象，且有房颤病史，应想到急性动脉栓塞可能。

❶ 触摸不到动脉脉搏。

❷ 突发剧烈疼痛，如腹痛、肢体疼痛、腰痛等。

❸ 皮肤变得苍白甚至青紫。

❹ 局部感觉异常（如麻木、发凉）或感觉减退。

❺ 肌肉僵硬、坏死，不能活动。平片、增强CT或血管造影有助于发现栓塞部位、栓子大小、相应组织和器官损害的情况。

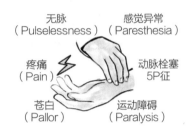

无脉
（Pulselessness）
感觉异常
（Paresthesia）
疼痛
（Pain）
动脉栓塞
5P征
苍白
（Pallor）
运动障碍
（Paralysis）

急性下肢动脉栓塞有哪些典型表现？

急性下肢动脉栓塞最常见的表现为疼痛，一般为患肢剧烈疼痛。无脉：就是触摸不到栓塞部位以下的动脉脉搏；苍白：栓塞部位以下组织颜色呈现蜡白色；感觉异常：出现皮肤的麻木、感觉减退；运动障碍：表现为肌肉僵硬、坏死，不能活动；皮肤表面温度降低。

下肢动脉栓塞对身体有哪些严重危害？

急性下肢动脉栓塞会迅速阻断远端肢体的动脉血供，造成肢体缺血。一般来说，栓塞肢体严重缺血超过4～6个小时就可以引起肌肉、神经、皮肤等不可逆的坏死，随后大量的坏死组织产生的毒素播散到全身，引起全身酸中毒、急性肾衰竭和大脑意识的改变，最终威胁生命。

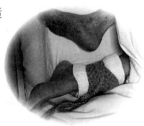

怀疑下肢动脉栓塞，需要做哪些检查？

遇到怀疑下肢动脉栓塞的患者，一般医生通常会触摸远端的脉搏，如果没有脉搏，要高度怀疑了，常用的辅助检查是彩色超声和CT血管成像，能检查到动脉血管是否还有血流，也能看见动脉中的栓子；另外，医生在治疗中，会采用动脉造影，评估栓塞动脉的部位和范围并同时进行治疗。

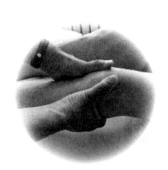

怎样区别下肢动脉缺血的严重程度？

持续性疼痛、感觉缺失、足趾肌肉无力都是判断患者肢体是否处于丧失危险中的最重要特征。肌肉僵直、痛觉异常、被动运动疼痛都是严重缺血的晚期征象，预示组织坏死。

急性肢体缺血的临床分级

分类	感觉	肌力	动脉超声	静脉超声	描述／预后
I	正常	5级	可闻及＞30mmHg	可闻及	无即刻危险
II	足趾正常或减退	4～5级	通常不可闻及	可闻及	迅速治疗可挽救
III	减退不仅限于足趾	2～3级	通常不可闻及	可闻及	血管再通救肢，组织再灌注
IV	广泛感觉丧失	0～1级	通常不可闻及	不可闻及	组织坏死、神经永久损伤，需截肢

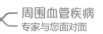

下肢动脉栓塞如何治疗？

Ⅰ级的下肢缺血不需要立即手术，可以进一步观察保守治疗，补充液体、抗凝等，效果不佳可考虑手术取栓。Ⅰ、Ⅲ级的下肢缺血需要紧急手术取出血栓，开通血管。Ⅳ级不可逆坏死则暗示患肢不可挽救，不要尝试恢复血流，而应直接截肢来尽量挽救生命。

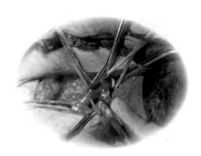

下肢动脉栓塞患者是否可行溶栓治疗？

首先明白动脉栓塞与动脉血栓形成的区别。溶栓治疗主要用于血栓形成患者，而对于动脉栓塞的患者，由于栓子主要来源于心血管疾病的陈旧血栓，溶栓效果差，持续时间长，而且在不明栓子来源或是否还有其他栓子脱落可能时，是不能够选择溶栓治疗，以免造成新栓子的脱落，这时临床必须抓紧时间，通过手术尽快重建血流，避免进展至不可逆坏死阶段。

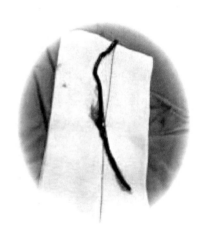

早期动脉重建对动脉栓塞患者预后的影响是什么？

对于急性动脉栓塞患者来讲，时间就是生命。4～6小时内是干预的最佳时机，6小时后就可出现组织细胞坏死，12小时之后就可有不同程度的坏疽。而栓塞后10～12小时受累肢体会发生大面积的组织坏死，紧急去除血栓、开通动脉是治疗急性肢体动脉栓塞的首选。发病至治疗的时间越短，越尽早进行动脉开通，就越可提高肢体的保全率，减少术后再灌注损伤的发生，明显降低死亡率。

下肢动脉栓塞患者预后如何？

下肢动脉栓塞预后与多种因素有关。栓塞部位越高，发病至治疗的间隔时间越长，患者死亡率越高，肢体存活可能越低。由于肢体缺血坏死，肌肉细胞的毒性代谢产物扩散至全身，造成酸中毒、高钾血症、肾衰竭，由于多数患者伴有心脏病，动脉栓塞后可加重心血管功能紊乱，使心功能下降，甚至休克、心律失常，出现心脏停搏，危及生命。动脉栓塞对机体产生的影响主要取决于栓子栓塞后患肢缺血程度及时间，肢体缺血时间是影响本病最重要的因素。

什么是肠系膜上动脉栓塞？

肠系膜上动脉栓塞是指他处脱落的各种栓子经血液循环至肠系膜上动脉并滞留其末端，导致该动脉供血障碍，供血肠管发生急性缺血性坏死。肠系膜上动脉主干口径较大，与腹主动脉呈倾斜夹角，栓子易于进入，故临床上本病较多见，约占急性肠系膜血管缺血的40%～50%。栓子一般来自心脏的附壁血栓，故多见于风湿性心脏病、感染性心内膜炎及房颤患者。

肠系膜上动脉栓塞有哪些表现？

本病发生时特别急，往往是突发性剧烈腹痛，伴有频繁呕吐。开始时腹痛程度和腹部检查不相称，腹痛剧烈而腹部体征轻微。当患者出现呕吐血性水样物或解暗红色血便时，腹痛症状减轻，但腹部检查表现严重，专业医生体检可以发现压痛、反跳痛、腹肌紧张、肠鸣音变弱甚至消失。叩诊检查有移动性浊音时，行腹腔穿刺可抽出血性渗出液，此时提示肠管已发生坏死。而随着疾病的发展，患者可出现脉搏浅弱、皮肤颜色发白、出冷汗等所谓周围循环衰竭的征象。

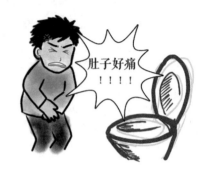

什么情况时怀疑肠系膜上动脉是栓塞？

○ 首发症状几乎均为剧烈腹痛，部分可放射至腰背部，可伴有恶心、呕吐，但无明显腹部体征；或仅有腹部无固定性轻压痛，肠鸣音活跃或亢进等，与严重程度不符。

○ 肠管持续缺血无法缓解，逐渐表现为麻痹性肠梗阻症状（如腹胀、停止排便排气）；肠缺血进一步加重，可出现肠坏死，多有腹膜刺激征，随后可因脱水和大量液体丢失于第三间隙而出现脸色苍白、脉搏细速、血压降低等中毒性休克的临床表现。

○ 早年伯根（Bergan）等提出的"三联征"——无明显体征的剧烈腹痛、器质性心脏病并发心房颤动、胃肠排空异常症状（恶心、呕吐、肠鸣亢进和腹泻）仍有重要临床意义。

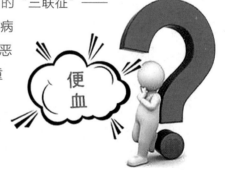

哪些辅助检查可以探寻肠系膜上动脉栓塞"真凶"

❶ 化验检查：最常见的检查异常是血液浓缩、外周血白细胞及分类升高以及酸中毒等。最近有报道称，当血清D-二聚体>500μg/L时，应高度怀疑肠系膜上动脉栓塞。

❷ 腹部X线平片：一般无特异性表现，但可以排除肠梗阻、胃肠穿孔等常见急腹症。

❸ 超声多普勒：作为首选无创检查，可以了解肠系膜上动脉主干有无血栓或狭窄，其敏感性、特异性可达80%。该技术的实际应用与操作人员经验和技术水平关系密切。

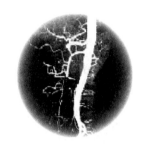

❹ CT：直接征象有肠系膜上动脉主干或分支充盈缺损，间接征象有早期肠壁强化程度减轻或不强化，肠壁水肿变厚，肠腔扩张，晚期肠壁变薄，出现腹腔积液、SMA增粗等。随着多层螺旋CT的普及应用，CT血管造影（CTA）技术及多种后处理重建可获得直观、清晰的高质量图像。三维重建CT（3DCTA）可显著提高诊断敏感性和特异性（分别为93%和94%），且阳性预测值和阴性预测值分别为100%和94%，对早期诊断意义重大。

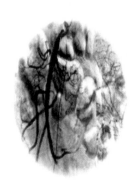

❺ 数字减影血管造影（DSA）：诊断金标准，并对病因进行鉴别，对肠系膜上动脉栓塞的敏感性为100%，可清晰显示栓子位置、有无侧支循环及血管痉挛，是唯一在肠坏死前对肠系膜上动脉缺血进行诊断的方法，同时可进行血管内治疗。

肠系膜上动脉栓塞该如何治疗？

治疗目的在于迅速去除血管内的栓子，恢复肠系膜上动脉的血液灌注。对急性肠系膜上动脉栓塞患者应早期应补足血容量，纠正存在的酸中毒，选用合适的抗生素及留置胃管进行减压等。

❶ 静脉溶栓和抗凝治疗：抗凝治疗可选用肝素、低分子肝素、低分子右旋糖酐、阿司匹林和双嘧达莫等药物。抗凝药物治疗前后，应注意监测凝血酶原时间，出、凝血时间和血小板计数，以防继发出血。溶栓剂主要为尿激酶、链激酶及阿普替酶，但严重的胃肠道出血是使用抗凝溶栓药的禁忌证。静脉溶栓和抗凝治疗效果不十分确定，故在使用时应灵活掌握，根据患者的不同情况具体分析，决定是否使用。

❷ 微创介入治疗：经导管溶栓，将尿激酶或阿普替酶注入栓塞部位，使纤维蛋白快速溶解，甚至几分钟内即可完成；目前临床上血管腔内微创治疗是急诊救治患者的重要手段，也可以通过取栓器械，取出较大血管内的栓子，再予以溶栓和抗凝。

❸ 手术治疗：急性肠系膜上动脉栓塞的部分患者需要急诊手术剖腹探查，重建肠系膜上动脉血供，以防止或减少肠坏死。根据栓塞的程度和肠管坏死的范围，可分别选用肠系膜上动脉取栓术、坏死肠袢切除术和肠外置等术式。

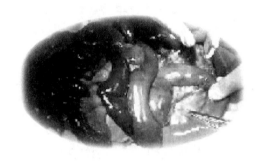

> 动脉栓塞术后需要长期抗凝吗？

动脉栓塞发作后的治疗只是解决了栓塞带来的问题，栓子的来源仍然存在，所以并没有杜绝再次发生栓塞的风险，而血栓的90%来源于心脏，常见于风湿性心脏病、心房颤动和心肌梗死等。这些疾病一般都难以根治，可能反复造成血栓的产生和漂移，因此需要长期抗凝来减少这些血栓再次肆虐的风险。

动脉栓塞后抗凝药物怎么调整？

临床上运用最广的抗凝药物是华法林钠片，调整华法林用量的指标是国际标准化比值（INR），这项指标在出凝血检查中。通常服用华法林抗凝药物时，希望INR控制在2～3之间，数值太小容易出现血栓复发，数值太大又容易引起出血，所以本指标需要医生根据具体抗凝的要求来掌握，患者和家属切不可随意调整，并且在服用药物期间每3～7天检查一次，直至抗凝效果稳定仍需遵医嘱适时复查。

动脉栓塞患者怎么护理？

动脉栓塞患者的护理在于运动、饮食和药物治疗的监督等方面。动脉栓塞患者治疗后需要尽早活动，以防出现血栓复发的情况。饮食宜清淡，忌辛辣、刺激性食物，多饮水，由于服用华法林等药物时食物可以干扰药效，需要遵医嘱避免食用一些食品。药物的服用

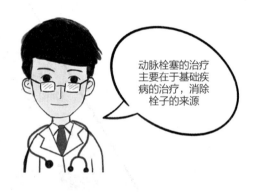

动脉栓塞的治疗主要在于基础疾病的治疗，消除栓子的来源

需要规律、不中断，这点家属需要做到监督的义务，配合患者早期康复。在脑动脉栓塞的患者，还要注意配合做好功能康复，最好在专业康复医生指导下进行循序渐进的功能锻炼，促进肢体功能的恢复。

怎么预防动脉栓塞？

动脉栓塞主要由血栓造成，此外，肿瘤、空气、脂肪等异物也可能成为栓子，以血栓最为常见。血栓的90%来源于心脏，常见于风湿性心脏病、心房颤

117

动和心肌梗死等，血栓所造成的栓塞，常发生在心血管患者。所以说，动脉栓塞的预防主要在于基础疾病的治疗，消除栓子的来源。

动脉栓塞患者饮食应注意什么？

清淡食物，注意饮食规律，特别是饮食前后服用药物的规律；忌食烟酒、辛辣刺激性食物、咸菜、油炸类食品，豆制品也要适量控制；多吃瓜果蔬菜类、坚果类，可以适当保证蛋白质类食物，如瘦肉、蛋白等的摄入。

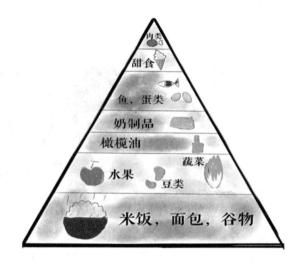

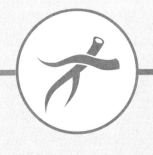

奇怪的无脉症

多发性大动脉炎

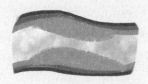

是什么疾病让他的血压和脉搏都消失了?

小明今年21岁,3个月前无明显诱因突感太阳穴疼痛,一阵子轻一阵子重,右侧疼得厉害,在当地医院就诊诊断为"偏头痛",开了点止痛药,半个月后他逐渐感觉视力下降、看东西模糊,并多次出现头痛、头晕、手脚麻木、乏力等症状,小明觉得自己并不是"偏头痛"这么简单,就来到大医院检查,医生查体发现:双上肢血压都测不出来,

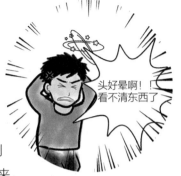

头好晕啊!
看不清东西了

双侧桡动脉搏动也摸不到。医生给小明做了CT检查,发现:体内大动脉如供应上肢及头颈部的大血管等多处血管管壁增厚,最严重的地方管腔狭窄、甚至闭塞。

最后医生对小明做出了诊断:多发性大动脉炎。

多发性大动脉炎到底是一种什么病?都有什么表现?

前面讲的故事,可以看到多发性大动脉炎有很多症状,例如头痛、视物模糊、乏力等多种多样症状,从小明的故事我们可以发现这个病不是特别容易确诊,事实上好多患者被误诊了。

多发性大动脉炎是一种慢性疾病,以缓解、复发及病程漫长为特征。整体来说就是缺血的表现,多发性大动脉炎大多数表现分为三期:急性期、缓解期、稳定期。

❶ 急性期(活动期) 见于疾病早期:有发热、倦怠无力、盗汗、食欲减退、体重减轻、肌肉或(和)关节疼痛、病变血管痛和结节性红斑等。

❷ 迁延期(缓解期) 当急性期症状消失后,此期主要表现为缺血症状例如脑缺血、肢体缺血等症状。

❸ 稳定期(瘢痕期) 疾病活动症状消失,导致管腔不可逆的狭窄或闭塞。主要表现还是缺血症状,根据部位不同,症状表现也不同。

并非所有的患者都有以上典型表现，可能是复杂多样，极大地增加了诊断的难度，极易出现误诊。

什么样的人容易患多发性大动脉炎？

世界各地都有这种患者，亚洲人常见，尤其以日本、印度和中国多见，好发于年轻女性，俗称东方美女病，儿童期发病占7.5%，多在10岁以后，发病年龄高峰多在20～30岁。病程可长达20年以上，呈慢性进行性改变。

大动脉炎因不同的地域，表现出来可能不太一样

- 北美和欧洲人多表现出现颈动脉有杂音
- 墨西哥患者多表现为无脉症
- 亚洲人也多表现无脉症
- 印度的患者表现出来高血压

并不是所有患者都是因为地域具有不同的症状，可能合并有多种症状，这就是大动脉炎复杂的地方。

多发性大动脉炎到底对我们的血管做了什么？

我们发现多发性大动脉炎的炎性病变是累及动脉内膜、中膜及外膜三层的。

其实我们的动脉是分为三层的：内膜、中膜及外膜，大动脉炎不同于其他疾病，尽然完全破坏了整整三层，这是跟其他血管疾病的最大的不同。

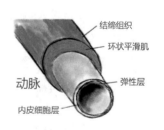

结缔组织
环状平滑肌
弹性层
内皮细胞层
动脉

为什么会患上多发性大动脉炎？常见的原因有哪些？

❶ 先天遗传因素：近亲如姐妹、母女等共同患有此病。多发性大动脉炎好发于亚洲人，特别是日本人，这可能亚洲人的基因与其他人种不一致有关。

❷ 与雌性激素有关：雌激素对于女性非常重要，但是雌激素过多反而会对身体造成严重影响；发病女性患者月经周期中雌激素分泌总量明显高于正常女性，雌激素使动脉壁受损。

❸ 与病毒感染有关：病毒感染可引起血管壁细胞发生自身免疫反应，也就是"自己人攻击自己人"，导致细胞壁整层的炎症。

❹ 其他：大动脉炎发病机制中可能有很多的致病因素，现在也没有一致的声音，一般来说，病因不明确的疾病，治疗起来也是很复杂，预后也不是特别好。

出现了哪些不舒服要考虑多发性大动脉炎？

❶ 一侧或者双侧血管脉搏摸不到；一侧或者双侧胳膊血压测不到；或者双侧胳膊血压差距很大。

❷ 一侧或者双侧颈部血管脉搏摸不到。

❸ 头痛、头晕、记忆力减退等脑缺血症状。

年轻人，尤其是年轻女性患者，有上述表现一定记得要看医生哦！！！

多发性大动脉炎分为哪几种？

根据发病的部位可分为四类。

❶ 头臂动脉型：颈动脉和椎动脉狭窄引起缺血，表现眩晕、头晕、头痛和视物不清等，颈动脉、桡动脉搏动减弱，测量动脉血压时可发现患侧上肢的血压低于健康的另一侧。

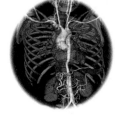

病变累及锁骨下动脉

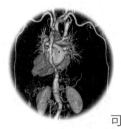

❷ 胸腹主动脉型：患者一般会出现双下肢无力、间歇性跛行、酸痛、易疲劳等；出现高血压、头痛、头晕。

❸ 肺动脉型：病变累及肺动脉，可出现心悸、气短。

❹ 其他类型：若病变腹部动脉可有腹痛；若累及心脏动脉可有心绞痛发作，甚至发生心肌梗死；若累及下肢动脉，可出现下肢麻木、无力、疼痛和肢体发凉。

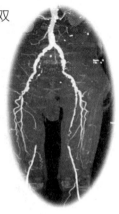

病变累及下肢血管

多发性大动脉炎应该到哪个科室就诊？

大动脉炎症状非常多而且杂，但是患者都会表现出来缺血症状，例如脑缺血即为头晕；下肢缺血会有下肢发亮且痛；腹部内脏缺血会有腹痛等症状等。

症状不一样就需要去不同科室先检查一下，一旦血管狭窄或者闭塞，尤其年轻女性，一定要引起警惕。

下一步要到血管外科或者介入科就诊，考虑到多发性大动脉炎是自身免疫疾病，还需要到内分泌科就诊。

多发性大动脉炎需要做哪些检查？

多发性大动脉炎病因未明，早期无特异性检测标准。

抽血化验血常规和免疫相关的指标如：抗链球菌溶血素"O"、C-反应蛋白、血沉等。

眼底检查：多数患者多有眼底血管病变，眼底检查非常有必要，对于判断患者病情相当重要。

超声检查：可以发现哪条血管狭窄及血管狭窄程度。

心电图：由于大多数动脉炎患者多合并有心脏血管疾病，心电图检查有助于发现这些病变。

磁共振及CT检查：CT及核磁能比较清晰地发现狭窄的血管及其狭窄的程度。

动脉造影认为是诊断多发性大动脉炎的重要方法，也是手术治疗的重要方法，它可清晰而正确地显示病变部位及其范围。

通过上面的介绍，相信大家对多发性大动脉炎的检查项目有了一定的了解。如果有出现多发性大动脉炎的症状时，一定要及时地去专业的医院进行检查确诊，以便能够及时地进行治疗。

多发性大动脉炎应该如何诊断？

根据病史及特殊的体征，凡青年女性有下列1项或是1项以上表现者，应考虑本病诊断。

❶ 两侧上肢血压不一致；一侧或双侧上肢血管搏动摸不到。

❷ 头痛、头晕等脑缺血症状。

❸ 持续、严重而顽固的高血压。

❹ 上肢血管脉搏消失伴有视力减退和眼底改变者。

❺ 胸部、腋部和背部有血管杂音。

凡疑及本病，应进一步进行实验室化验检查和影像学检查（磁共振血管成像，CT血管成像，多普勒血管超声等），以明确诊断。

多发性大动脉炎应与哪些疾病相鉴别？

多发性的大动脉炎的主要侵犯大动脉血管，在症状上表现与其他动脉疾病极其相似，但是仍然有办法将其区分开。

先天性主动脉缩窄症：多见于小孩，多为先天性疾病，特点是病变在主动脉周围形成环形狭窄。临床上表现为上肢血压高和下肢血压低；根据病史、CT及动脉造影检查大致能够区分两种疾病。

动脉硬化闭塞症：多为老年人，常伴有高血压、糖尿病、高脂血症、冠心病、脑动脉硬化等，为四肢动脉粥样硬化所致狭窄或闭塞，临床表现下肢缺血症状，即发凉、麻木、疼痛、间歇性跛行、肢端坏死、溃疡等。

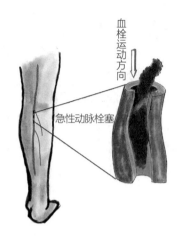

血栓闭塞性脉管炎：好发于吸烟史的年轻男性，为慢性血管闭塞性炎症，下肢较常见。表现为肢体缺血、剧痛、间歇性跛行。超声及血管造影可见动脉粥样硬化斑块非常有助于鉴别。

多发性大动脉炎治疗方法有哪些？

多发性大动脉炎给患者及其家庭都带来了极大的痛苦，但目前仍有许多患者和家属不了解其危害，患病后随处乱求医，往往治疗不当或疗效甚微，致使病情不断恶化，产生诸多并发症，让很多患者叫苦不迭。因此接受好的治疗就显得至关重要了，那么大动脉炎到底该如何进行治疗才好呢？

治疗方法包括内科保守治疗、腔内微创治疗和外科手术治疗。治疗原则主要是根据病情和临床症状进行对症治疗。

多发性大动脉炎的内科治疗方法是什么？什么时候选择内科治疗？

大动脉炎急性活动期或早期患者，原则上不应该手术治疗，应该应用激素类等药物治疗直至病情稳定。药物治疗包括类固醇激素（甾体类激素）、免疫抑制剂、抗凝、扩血管、降压等药物。

合并有结核等感染性疾病时给予抗感染治疗。

到目前为止血沉是观察大动脉炎的主要化验指标，如血沉尚未正常时，应尽量先采用保守内科治疗。

外科手术治疗大动脉炎的方法是什么？什么时候选择外科治疗？

大动脉炎外科手术治疗时机应选择在稳定期进行，一般在病变稳定后半年至1年后进行，患者体温恢复正常，化验检查均应正常。

但是如果出现重要脏器血液供应障碍，如不及时改善病变远端血液供应将出现重要脏器不可逆缺血坏死或危及患者生命时，外科手术将不得不进行，急性期手术结果常常不理想，这也是不选择急性期手术的原因。

手术治疗的原则是重建血管，改善重要器官血液供应。

手术方式分为两种：

第一种即为介入手术，目前对于大动脉炎造成的动脉狭窄、闭塞治疗中，腔内治疗技术即"经皮腔内血管成形术合并支架置入技术"应用最为广泛，它从根本上解决了大动脉炎问题，最大限度地为患者解除痛苦，从根本上避免了动脉闭塞对全身器官的影响。该手术具有创伤小、无疼痛、恢复快、可重复性、无瘢痕、费用少的特点，并且一直享有"绿色手术"的美誉。

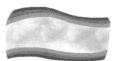
正常动脉

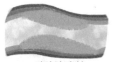
动脉治疗前

第二种：开放手术，即为动脉搭桥手术吻合口均在正常动脉组织，效果相对较好。

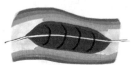
PTA球囊扩张

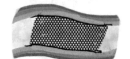
动脉支架植入术后

为什么说早期识别是治疗的关键？

大动脉炎是指主动脉及其主要分支和肺动脉等大血管的慢性进行性非特异性炎症，可引起局部狭窄、闭塞、扩张或动脉瘤的形成。

临床表现随病变部位不同而各异，当病变位于主动脉者，由于可以引起脉搏的减弱或消失，所以最初有人称之为"无脉病"或"高安病"，但这概括了大动脉炎的一种表现，它还可有其他各部位血管受累的症状，如脑缺血、高血压、间歇跛行和心绞痛等。后期又有人根据其动脉狭窄和闭塞的特点，提出"缩窄性大动脉炎"的概念，取代了"无脉病""主动脉弓综合征"等，但它还可引起相对性动脉扩张，目前统称其为大动脉炎。临床对出现前述症状者，应重视进行必要的检查，以求早期诊断、早期治疗，控制病情发展，提高生存率。

大动脉炎手术后在生活上要注意什么？

❶ 手术后首先要调整生活规律。适应四季变化，如春、夏、秋天气暖和，应该早起到室外散步、做操、打太极拳等相对较缓和的运动，同时要注意劳逸结合。冬季天气寒冷应注意保暖。

❷ 还要注意保持健康的精神状态。因为愤怒、忧愁、焦虑、怂伤、惊吓等情绪均会引起病情变化，所以要保持健康的精神状态和乐观良好的稳定情绪，才能更好地提高抗病能力。

❸ 术后要正确对待家庭、生活、工作，适时地进行自我心理调整，树立战胜疾病的信心，积极配合治疗，使药物长期发挥最大效能。

❹ 术后还要经常自我监测脉搏、血压，观察治疗效果。如果发现异常应该及时和医生取得联系，以便尽快诊治，及早康复，防止发生脑梗死、脑出血等合并症。出院后还应该定期去医院复查。在医生的指导下用药，坚持合理治疗，防止病情迁延，坚持下去会有很好的预后。

大动脉炎手术后需要继续服药吗，如果需要应当怎样规范服药？

大动脉炎手术不是去除了病因，而仅仅是治疗了由于炎症导致的血液供应障碍。由于大动脉炎患者的病情常常是活动期与稳定期交替出现，手术治疗之后患者仍然可出现动脉炎的活动期，因此术后内科药物的治疗与手术的远期疗效是息息相关的。

对于稳定期患者，口服药物主要为抗血小板、抗凝、扩血管、改善循环为主，而对于再次出现活动期患者则按照活动期治疗原则口服药物治疗。

患者一定要遵医嘱按时服药，以免病情复发或者反复。

大动脉炎手术后需要定期到医院体检吗?

大动脉炎患者手术后定期到医院复查和
体检是非常必要的,不仅应当定期了解手术
搭桥血管或放置支架的通畅情况以便出现问
题及时处理,还应当监控大动脉炎的进展情
况达到控制病情的目的。

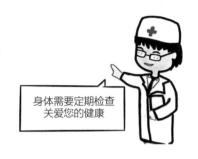

身体需要定期检查
关爱您的健康

定期复查的时间为术后3月、6月、1年、
2年和5年随访,检查项目包括血沉、免疫学指标和治疗部位动脉血管的通畅情
况,常用检查血管的方法包括血管彩超、CT、磁共振和血管造影。

多发性大动脉炎患者如何饮食?

大动脉炎是一种危害性非常大的疾病,一定要早发
现、早治疗,而在治疗后,需注意患者的日常饮食。
良好的饮食对于病情的恢复有着很重要的作用,而
对于大动脉炎患者的饮食方法,相信大家并不了
解,为了让大家清楚的了解这方面的情况,在
这里我们通过下述介绍来详细地了解一下。

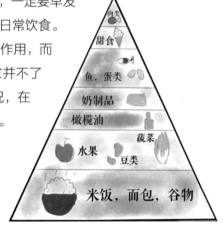

由于营养治疗是一种重要的治疗方式,
患者患病期间的饮食就变得尤为重要,根
据自己平日身体状况,针对性地选择食
品,安排好食谱,避免误食与身体不
适的食物,诱发或加重病情的发生。

❶ 动脉炎饮食患者可以常吃的一些蔬菜及肉类:如白菜、茼蒿菜、青菜、
油麦菜、丝瓜、萝卜、鸡蛋等。

❷ 保持大便通畅对大动脉炎患者来说是非常重要的。故大动脉炎的饮食上
要多吃一些富含纤维素多的蔬菜,但是营养要搭配得当,荤素结合。

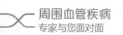

❸ 要粗细搭配，不要单吃细粮，做到不挑食，这样人体的营养才会均衡，才会利于机体的康复。

❹ 多食菌类食品。菌类食品中含有多种维生素及微量元素，具有抗氧化、抗衰老的功效。

禁忌饮食——辛辣、煎炸等刺激性油腻食物，如香菜，辣椒和芥菜；忌烟酒、忌过咸食物；对某些已知会引起过敏、诱发哮喘的食物，应避免食用。

另外，大动脉患者出现肾脏损伤不要吃植物蛋白，包括市场面上售的蛋白粉，因为植物蛋白会加重肾脏的负担，使肾功能恶化，特别是已出现肾功能异常的患者。

如何预防多发性大动脉炎？

多发性大动脉炎是一种较常见的自身免疫性血管炎，属风湿病与周围血管疾病范畴。多发性大动脉炎好发于年轻女性，病程1~28年以上，危害较大。那么如何有效的预防多发性大动脉炎？

❶ 保持情志舒畅，劳逸适度。

❷ 避免外邪侵袭，预防感冒。

❸ 大动脉炎患者应注意保护患肢，避免外伤、烫伤等。

多发性大动脉炎是一种侵袭全身大动脉的疾病，且多见于青年女性，严重者常可致残甚至死亡，因此，必须早期明确诊断及早期治疗。凡是青年人，尤其青年女性，出现上述症状和体征者，都要考虑本病的可能，及时到条件较好（即能开展各种心血管造影、介入诊疗技术，又能开展血管外科治疗）的医院进行详细的检查，以便及早明确诊断和治疗。

多发性大动脉炎有哪些注意事项？

多发性大动脉炎是一种侵袭全身大动脉的疾病，且多见于青年女性，严重者常可致残甚至死亡，因此，必须早期明确诊断及早期治疗。那么多发性大动脉炎的注意事项有哪些？下面为您介绍一下。

多发性大动脉炎为主动脉及其分支慢性、进行性、闭塞性的炎症病变。根据动脉受累部位不同可分为不同的临床类型，其中以升主动脉及其分支受累引起的上肢无脉症最多见，其次为降主动脉、腹主动脉受累的下肢无脉症和肾动脉受累引起的肾血管性高血压，偶见肺动脉受累。在其治疗与护理方面应注意以下几点。

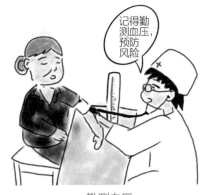

记得勤测血压，预防风险

勤测血压

❶ 活动期、有脑部缺血症状及严重高血压者应卧床休息，减少活动。饮食富于营养，易消化，无刺激性，同时积极鼓励戒烟。

❷ 对长期服用激素者应注意观察有无继发感染、水钠潴留、糖尿病、骨质疏松、低钾血症、褥疮和股骨头坏死等，还应注意有无腹痛、呕血、黑便等消化道出血症状。嘱患者按医嘱服药，避免突然减药或停药致病情反复。

❸ 注意观察病情变化，对发热患者可每日测4次体温。每日测血压、比较患肢与正常肢体血压差异及脉搏搏动情况。注意患肢血液循环变化状况及有无疼痛寒冷及感觉异常等，如出现头痛、眩晕或晕厥等脑缺血症状，应置患者平卧位并立即通知医生。

❹ 对有明显脑供血不足和严重高血压患者应建议施行血管重建术治疗。

❺ 针对原发病，予以抗感染、抗风湿及抗结核等治疗。

> 女性大动脉炎患者可以怀孕吗？什么时间怀孕合适？

大动脉炎的好发年龄在20～30岁，而且以女性多见，而这个年龄段的女性患者大多正处于婚育期，因此，患了大动脉炎后能否像正常女性一样享受做母亲的快乐，就成了女性患者特别关心的问题。

❶ 大动脉炎患者在治疗期间不建议怀孕

这是因为大动脉炎患者在治疗期间所服用的药物，对胎儿的正常生长发育都有一定的影响，尤其是服用激素类药物的患者。

另外，多数大动脉炎患者由于远端动脉狭窄或者闭塞，心脏已经承受了过量的负荷，如果怀孕，就会造成自身循环血量加大，基础代谢加快，由此会更加加重心脏负荷，导致心脏病变。

❷ 大动脉炎患者是可以怀孕的，但是怀孕时间应该选择在病情完全得到了控制，经服药巩固治疗并在停药后，经临床检查医生认为大动脉炎已经治好，方可怀孕，这样对母婴都是比较安全的。

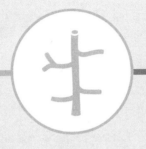

静脉也会发炎吗?

浅表性静脉炎

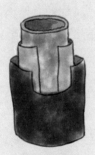

什么是浅静脉炎？

浅表性静脉炎俗称"浅静脉炎"，实质上是静脉血管的急性无菌性炎症，临床特点为：沿浅静脉走行区突发红肿、灼热、疼痛，严重者可出现硬结或索条状肿物（所谓硬结或索条状肿物即为静脉血管内膜损伤后形成的血栓，迅速导致整条浅静脉壁的炎症反应，甚至累及静脉周围组织，并有渗出液，局部表现有疼痛、肿胀和压痛的索状硬条或串珠状硬结）。

血栓性浅静脉炎又是什么？

如果浅静脉炎合并血栓形成，即为血栓性浅静脉炎。

血栓性浅静脉炎：血管内膜损伤后，形成血栓，迅速导致整条浅静脉壁的炎症反应，甚至累及静脉周围组织，并有渗出液，局部表现有疼痛、肿胀和压痛的索状硬条或串珠状硬结。

简单来讲，长有血栓的浅静脉炎即为血栓性浅静脉炎，就是更严重的浅表性静脉炎。

血栓性浅静脉炎都有哪些常见的症状？

常见症状浅静脉分布区的红斑和触痛以及可触及的皮下条索。疼痛在皮温升高时很明显，即使没有深静脉血栓也可以出现明显的肿胀。患者可以反复出现红斑、疼痛以及沿着浅静脉延伸的触痛。

简单来说即三条：①红肿；②疼痛；③可明显触及条索状肿物。

浅静脉炎有什么发病规律吗？常见于哪些部位？

浅静脉炎是临床上常见的周围血管疾病，它的发病率随着年龄增长逐渐升高，也就是说老年人患有浅静脉炎概率明显高于年轻人，静脉曲张患者比普通人群更容易得浅静脉炎。多发于四肢，其次是胸腹壁，部分呈游走性发作。

静脉血管都有什么特点？

静脉壁由哪三层结构组成？

内膜 最里层是依附在一层薄薄的结缔组织的单层细胞；

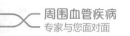

内膜
中膜
外膜

- 平滑的单层弹性内皮细胞组成
- 形成静脉瓣
- 内膜可随年龄的增加而变得很脆
- 内皮细胞层的功能之一是识别静脉内外来物质
- 内皮细胞层损坏或异物侵入将使该层产生炎性反应
- 静脉内膜的破坏可以是机械性、化学性、细菌性

中膜 静脉的中层，由平滑肌细胞和结缔组织如胶原等组成。

- 较厚，是静脉的主要组成部分
- 致密的组织，含弹性纤维、平滑肌、神经
- 维持静脉壁的张力
- 有收缩与舒张的功能

外膜 又是与中膜是不易区分的，含有疏松结缔组织、血管滋养管和肾上腺神经纤维。

除了以上这些，静脉还有"神器"——瓣膜。

瓣膜为两个半月形薄片，彼此相对，根部与静脉内膜相连，其游离缘朝向血流方向，目的促进静脉血回流进心脏，有防止血液倒流的作用。

瓣膜在静脉中作用非常关键，有防止血液反流，有利于血液回流到心脏。

在静脉曲张及静脉炎时症"静脉瓣膜"就没有防止反流的作用，血流速度明显减慢，反而容易导致远端肢体肿胀和静脉血栓，加重静脉炎症状。

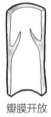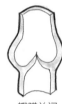

瓣膜开放　　　瓣膜关闭

浅静脉炎是怎么发生的?

局部血流瘀滞或者血液高凝状态，容易导致浅静脉内形成血栓。主要原因可能为以下几种。

（1）血液高凝状态：手术外伤、烧伤、心肌梗死、输血、肿瘤等导致血液高凝时可诱发。

（2）血流缓慢淤滞：肢体活动减少或活动受限，血流缓慢，凝血因子浓度增高，长期卧床，肌力降低，对血管壁支撑力减弱，血管受压，导致血液回流不畅而诱发。

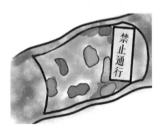

静脉血管内膜受到损伤或者刺激后，严重可伴有伴微小的血栓性闭塞。主要原因可能为以下几种。

（1）血管壁损伤：机械损伤如长期反复静脉穿刺、置管，输注各种刺激性强的高渗性溶液。

（2）血管壁弹性降低：如高龄、吸烟、糖尿病、肥胖、肢体水肿、心衰等也可诱发。

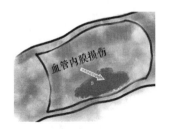

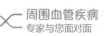
浅静脉炎都有哪几种？

这些主要是根据静脉炎发生的原因来进行分类。

化学性浅静脉炎：一般多因输注刺激性或化疗药物等引起。原因：血液稀释不充足（与输液速度有关）；细小静脉使用粗导管；留置时间过长；消毒剂未干；刺激性药物输注后没有进行充分冲管。

血栓性浅静脉炎：静脉曲张等因素导致静脉血栓、血栓性浅静脉炎。原因：反复穿刺，损伤导管前端容易形成栓子；穿刺时操作不当损伤静脉内膜形成血栓；封管技术不当，导致栓子形成。

机械性浅静脉炎：长期静脉置管等因素导致血管内膜破坏。相关原因为导管留置状态，导管在血管里面反复移动，导管在关节部位过度或不合适的活动；固定不牢固，在更换敷料或延长管时引起导管移动；细小静脉使用过大型号的导管；送导管速度过快；微粒物质：玻璃碎屑、棉花、沉淀物、无法吸收的、未充分溶解的微粒物质。

细菌性浅静脉炎：长期输液或者静脉置管引起细菌感染，可引发静脉炎症状，多与打针技术相关，如没有无菌意识、污染针管等。

根据静脉炎的症状及体征，可将浅静脉炎分为以下几种。

○ 红肿型：沿静脉走行皮肤红肿、疼痛、触痛。

○ 硬结型：沿给药静脉局部疼痛、触痛、静脉变硬，触之有条索状感。

○ 坏死型：沿血管周围有较大范围肿胀形成瘀斑至皮肌层。

○ 闭锁型：静脉不通，逐步形成机化。严重者可出现发热等全身症状（此型即为血栓性静脉炎）。

我的血栓性浅静脉炎又是哪一类呢？

四肢血栓性浅静脉炎：四肢血栓性浅静脉炎表现为患者四肢局部红肿、疼痛，可触及索状硬条或串珠样结节。皮肤呈黯红色，可能有广泛的静脉曲张以及毛细血管扩张；晚期会出现局部营养障碍性改变，伴有皮炎、色素沉着或浅表性溃疡。

游走性血栓浅静脉炎：从字面上理解，浅静脉炎症发生部位不确定，具有间歇性、游走性和全身各处交替发作的特点，是人体浅静脉炎中的一种特殊类型，多伴有一些恶性肿瘤。

胸腹壁血栓性浅静脉炎：胸壁、乳房、上腹壁浅静脉血栓形成，并同时有浅静脉炎的表现。

可见血栓性浅静脉炎是根据发病的部位来分类的，而且少部分游走性和胸腹壁血栓性浅静脉炎与肿瘤相关。

另外一种分类是按病因分类（这种划分更为专业，也被临床医生经常运用）。

静脉曲张合并血栓性浅静脉炎：发生血栓性浅静脉炎的危险因素是静脉曲张。血栓性浅静脉炎常常发生于静脉曲张和瘀滞性溃疡周围。治疗通常为保守治疗，包括热敷和非甾体类抗感染药（例如阿司匹林）。

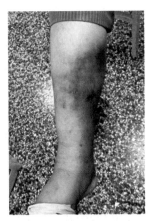

创伤后血栓性浅静脉炎：创伤后血栓性浅静脉炎常见于住院的或者门诊接受输液治疗的患者。常常与静脉内置管输液和刺激性药物所致的血管内损伤有关，特别是长期静脉置管。开始通常为穿刺部位或输注区域的疼痛、触痛和红斑。治疗上包括停止输液、移除侵入的器械、局部热敷并口服非甾体类抗感染药（例如阿司匹林）。病程需要数月才能缓解。

细菌性和化脓性血栓性浅静脉炎：化脓性血栓性浅静脉炎通常与长期静脉输液置管有关，主要因为细菌感染相关，症状为打针部位的脓肿、发热、白细胞升高和严重的局部疼痛。治疗上包括拔出导管和静脉输注消炎药，严重者需要手术切开引流感染灶。

游走性血栓性浅静脉炎：不同位置反复发作的浅静脉血栓形成，大多数发生于下肢。其发作时小血管腔内虽有血栓形成和堵塞，但也不会引起静脉血液障碍，整个肢体肿胀较少见。临床上表现往往是在肢体或躯干浅静脉附近的一个区域内，骤然出现多数散在红色结节，有疼痛和触痛并与周围有炎症的皮肤粘在一起，病变外形呈线状，一般较短，偶尔有病变的静脉段可长达30cm左右，病变静脉触之是一条坚硬索状物，可分批出现，因此有些部位病变刚出现而其他部位则已消退。

胸腹壁血栓性浅静脉炎：本病多发生于青、中年人，胸部有牵拉扭挫等外伤或手术史。胸腹壁自发性疼痛，可显现直线形或迂曲状静脉，触之疼痛、硬韧，呈条索状或结节状。患侧上肢高举或胸腹壁过伸时疼痛加重，并可沿条索走行部位，出现弓弦状凹陷浅沟。保守治疗包括热敷和口服非甾体类抗感染药（例如阿司匹林）。

小隐静脉血栓性浅静脉炎：尽管大家都关注大隐静脉血栓性浅静脉炎，小隐静脉血栓性浅静脉炎在临床上也很常见。一般小隐静脉血栓性浅静脉炎严重程度明显高于大隐静脉，因为小隐静脉直接连接深静脉，一旦小隐静脉有血栓就会直接蔓延到深静脉血栓。所以说小隐静脉血栓性浅静脉炎一定要抗凝治疗，预防血栓进一步发展。严重者还需要手术治疗，血栓一旦接近腘静脉就需要结扎小隐静脉。

以上的划分是根据患者病因来区分，在临床被广泛使用，主要原因其往往与下一步治疗方案及预后相关，所以这种分类对于血栓性浅静脉炎很重要。

我的浅静脉炎有多严重？

浅静脉炎分级

0级	无临床症状
I级	红斑伴有或无疼痛，有或无水肿
II级	红斑伴有或无疼痛，有或无水肿，静脉条纹形成
III级	红斑伴有或无疼痛，有或无水肿，静脉条纹形成，可触及索状物

这种分类其实是根据患者疾病表现，医生用来对浅静脉炎严重程度进行判断，来决定下一步治疗方案；其实患者及家属也可以根据自己的病情来进行简单处理（后面会介绍）或者住院系统规范治疗。

例如：第I度可以给予简单处理即可，根据病情变化再决定下一步治疗（仍建议患者及家属及时就医，确定病情）。

第II度及第III度需要及时就医，最好在医生指导下及时治疗。

静脉炎的衡量应是标准化的，并用于记录静脉炎；根据患者表现出的最严重的症状对静脉炎进行分级。

静脉炎实施细则（美国静脉输液护理学会制定）

级别	临床标准
0	没有症状
1	输液部位发红伴有或不伴有疼痛
2	输液部位疼痛伴有发红和（或）水肿
3	输液部位疼痛伴有发红和（或）水肿，条索状物形成，可触摸到条索状的静脉
4	输液部位疼痛伴有发红和（或）水肿，条索状物形成，可触及的静脉条索状物长度大于2.5厘米，有脓液流出

其实严重程度的分类不需要患者自己判断，这需要专科医生来判断，在这儿列出，主要是方便患者或者家属了解自己的病情严重程度。

注意：病情需要专业医生来评判，切不可自行判断及自行用药，以免发生危险。

到底什么引起了浅静脉炎呢？

浅静脉炎的易感因素逐年增多。口服避孕药、激素药物替代治疗、怀孕、肥胖、近期的手术、创伤、硬化剂治疗、静脉血栓病史、药物（地西泮、胺碘酮、万古霉素、海洛因）、在伴（不伴）感染的局部静脉内置管，都增加了患者血栓性浅静脉炎的发病风险。另外，有自身免疫病和血管炎（例如贝赫切特综合征和血栓闭塞性脉管炎）。

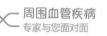

血栓性浅静脉炎有哪些危害?

血栓性浅静脉炎一开始表现为浅静脉血栓,严重者可导致深静脉血栓,静脉血栓极易导致静脉供血不足,导致营养不良,严重者发生色素沉着及皮肤溃烂。

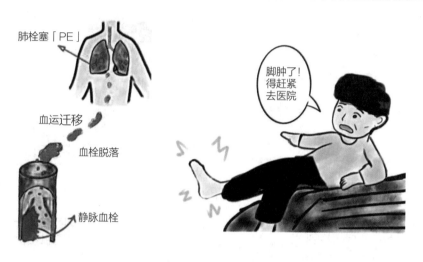

我需要去医院做哪些检查?

❶ 抽血:血常规:主要观察白细胞、中性粒细胞百分比、红细胞、血小板等指标,主要观察白细胞水平及中性粒细胞百分比高不高,判断有无细菌感染。

凝血常规:凝血酶原时间及INR(国际标准化比值)—协助诊断术前常规检查监测口服抗凝药。纤维蛋白原:协助诊断术前常规检察;预防血栓形成;监测肿瘤化疗。部分凝血活酶时间:协助诊断术前常规检查;监测肝素治疗。凝血酶时间:协助诊断监测弥漫性血管内凝血(DIC)。D-二聚体主要是观察有无凝血或血栓形成。

❷ 静脉彩超:观察有无浅静脉或者深静脉血栓。

血管彩超可以清晰显示血管的解剖结构、管腔内径、有无动脉硬化斑块和血流情况。长期卧床、手术后的患者如果突发腿肿,往往是静脉血栓造成的,彩超检查可以观察血栓的有无、范围以及静脉回流的情况。

通过彩超可以判断静脉内血栓性静脉炎的范围，更重要的是对于肢体肿胀严重的患者，通过彩超检查可了解其肢体深静脉的通畅情况，有没有形成深静脉血栓。

❸ 胸腹部影像检查或核磁检查和肿瘤指标筛查：前面也讲述游走性及胸腹部血栓性浅静脉炎一般多合并肿瘤，这些检查主要检查有无合并肿瘤，这类检查有很多，例如胸片、胸腹部CT、腹盆腔彩超、肿瘤标记物检查（抽血）。

如果以上检查不足以确诊，则需要进一步行静脉造影检查。但静脉造影检查是一项介入性有创检查，有可能导致感染，加重浅静脉炎症状，所以说选择要慎重，检查需要根据患者具体情况调整。

好多患者及家属会问："这静脉炎怎么和其他疾病表现都一样啊，我们如何区分呀？"

从患者症状表现上来看，浅静脉炎与丹毒、结节性红斑等疾病容易混淆。

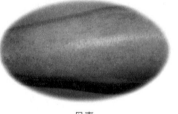

丹毒　开始时症状有突然发热、寒战、不适和恶心。数小时到1天后出现红斑，并逐渐扩大，界线相对清晰。红肿处皮温高，也可以出现硬结和水肿。多出现在小腿，同样是老年人多发。

丹毒

与浅静脉炎相比，一开始症状比较类似，但浅静脉炎的症状一般都是沿着血管走形，并且可触摸到条索状硬结，而丹毒是大片状红疹，颜色鲜红，并稍隆起，按压后可以褪色。

结节性红斑　是一种主要累及皮下脂肪组织的急性炎症性疾病，多见于中青年女性。一般认为该病与多种因素有关。结节性红斑常见于小腿，临床表现为红色或紫红色结节，易于复发。

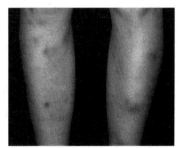

与浅静脉炎相比，结节性红斑多为散在红斑，而且一般双腿均有，从这两点一般可区分。

以上鉴别需要专业医生指导下进行。

入院后医生一般会给予哪些治疗？

一般处理

❶ 首先避免久坐或久站，浅静脉炎多合并下肢肿胀，除了限制活动外，仍需抬高患肢，要求一般是高于心脏水平，下肢抬高30°左右。

```
治疗措施
├─ 手术治疗
├─ 药物治疗
└─ 一般治疗
```

❷ 热毛巾湿敷：湿敷得注意温度不要太高，以免烫伤，太低没有明显作用，一般要把温度控制在50℃左右。

"土豆片"湿敷：土豆学名马铃薯，含有大量淀粉，用于治疗液体外渗，具有高渗作用，能缓解局部肿胀；同时马铃薯内含丰富的B族维生素，其中维生素B_2参与糖、蛋白质及脂肪的代谢，可保护皮肤免受炎症侵害。马铃薯内的一种生物茄碱，可渗于皮下组织及血管内，加快血液流通起到较强的活血化瘀、消肿止痛作用。我们在临床经常推荐患者使用土豆片，土豆片方便又实用，随处可有，可以说纯天然无公害，而且在临床上效果非常好。使用方法：注意土豆片厚度不要太厚，切成0.2厘米左右厚、直径约3厘米的圆形或2cm×4cm的长方形的薄片；然后沿静脉炎的走向一个接一个贴敷；最后在土豆片上包一层保鲜膜，2～3个小时更换一次。除了把土豆切片外用，还可以将土豆捣成泥状，在静脉炎走向上外敷。

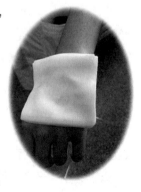

硫酸镁湿敷：一般要选用50%硫酸镁。

原理：50%硫酸镁溶液对组织液而言则相应地为高渗溶液，局部湿敷可产生高渗透压，由于高渗透压平衡原理，使肿胀部位组织水肿液在短时间内渗出、消肿，从而减轻水肿对局部组织的损伤，起到局部治疗作用。

使用方法：50%硫酸镁溶液加热至40℃左右，浸泡纱布块，取出后稍拧干（以不滴水为度），敷盖在患处，再覆上一层塑料薄膜，还可再用热水袋按压以加强保温。

不要局限于一种方法，这三种方法都可以尝试使用。

❸ 适当给予理疗：理疗即是物理因素通过对局部的直接作用和对神经、体液的间接作用引起人体反应，调整血液循环，改善营养代谢，提高免疫功能，调节神经系统功能，促进组织修复，从而消除致病因素，改善病理过程，达到治病目的。

常用的人工物理因素有电、光、声、磁、温度和机械力等。电疗分直流电、低频电、中频电、高频电和静电等疗法；光疗分红外线、可见光线、紫外线和激光等疗法；声疗又分超声波和超低声疗法；利用温度的治疗有热疗、冷疗和冷冻疗法；利用机械力的疗法有按摩、推拿、手法治疗、牵引和运动等。运动疗法是理疗的重要内容，是综合利用患者的力和外加的机械力以防治疾病的方法。

理疗的共同性作用：如充血、消炎、镇痛等。

理疗虽然具有很多好处，并不适合所有人，要根据患者具体病情进行分析。

❹ 不建议使用弹力袜，弹力袜极有可能会加重静脉炎症状。在静脉炎急性期，尤其患者合并有浅静脉血栓后，极易容易导致深静脉血栓形成，甚至会导致肺栓塞。原因可能是弹力袜在静脉炎发生的情况下，会导致静脉血流瘀滞。

具体治疗措施需要根据患者具体情况调整。

药物治疗：

❶ 外用软膏：例如喜辽妥软膏，这种非常适合，喜辽妥（多磺酸黏多糖乳膏），适应证为浅表性静脉炎、静脉曲张性静脉炎、静脉曲张外科术后的辅助治疗，血肿、挫伤、肿胀、水肿和血栓性静脉炎。

扶他林软膏：肌肉、软组织的扭伤、拉伤、挫伤、劳损、腰背部损伤等引起的疼痛以及关节疼痛等。

还有类肝素软膏、抗感染药物软膏等。

❷ 口服活血化瘀药物：即用温热的药物配合活血化瘀药物，温经通络，散寒化瘀，驱散阴寒凝滞，使经脉舒通，血活瘀化。活血化瘀药物有很多种，例如散寒化瘀药、祛湿化瘀药、理气化瘀药、清热化瘀药、补血滋阴化瘀药和平肝潜阳化瘀药，在药物选择上需要专业医生辨症治疗，切勿自行用药，以免发生危险。

❸ 适当给予非甾体类镇痛药，为一类具有解热、镇痛药理作用，同时还有显著抗感染、抗风湿作用的药物。因此，本类药物又称为解热镇痛抗感染药。浅静脉炎患者，尤其血栓性浅静脉炎的患者，一般会有局部疼痛同时伴有皮温高，

严重者会出现体温升高，口服解热镇痛药对于患者减轻疼痛及降温具有非常好的作用。

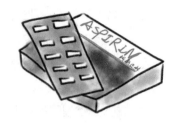

❹ B超检查提示浅静脉血栓，前面已讲述极有可能导致深静脉血栓，要给予抗凝药物预防治疗；如有深静脉血栓，还需要长期口服抗凝药物（华法林）。

具体方案为：

①合并浅静脉血栓：给予低分子肝素抗凝。

②合并深静脉血栓：低分子肝素抗凝，如有深静脉血栓即可过渡为华法林口服。

血栓的判断主要依靠静脉B超，从这儿可以看出静脉B超的重要性。

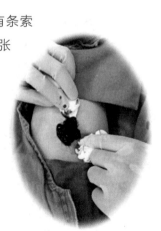

特别注意：如有明确感染或者极有可能感染的患者给予抗感染治疗；外伤和皮肤软组织感染所致的明确感染性浅静脉炎进行抗菌药物治疗；另外对广泛性血栓性浅静脉炎局部抵抗力降低，特别是合并有糖尿病等慢性疾病，有可能感染影响疾病恢复的，也应进行预防性抗菌药物治疗。

如出现静脉炎症状，需立即拔出静脉置管，查血常规结果，并送血培养，根据血常规及血培养结果判断是否使用抗感染药。

具体治疗措施需要根据患者具体情况调整。

手术治疗：

局部血栓性静脉炎可在炎症期消退后，如仍有条索状硬物伴疼痛，可考虑手术切除。如下肢静脉曲张合并血栓形成浅静脉炎，可于炎症消退后行手术治疗。

手术治疗的效果一般要优于一般和药物治疗，复发可能性明显低于一般及药物治疗。

具体治疗措施需要根据患者具体情况调整，以上仅供参考。

如果输液过程中出现静脉炎该怎么办?

❶ 停止输液、立即拔出输液针（并送输液导管进行细菌培养）。

❷ 热毛巾湿敷；土豆片湿敷；硫酸镁湿敷。

❸ 减少活动，加强休息。

❹ 病情加重，及时就医。

以上处理并不适合所用患者，要具体情况具体分析，需在专业医生指导下进行。

打针吃药能治愈吗?

○ 较轻的给予热敷、土豆片外敷、硫酸镁湿敷，并给予活血化瘀药物，一般都可痊愈。

○ 在炎症期消退后，如仍有条索状硬物伴疼痛，药物治疗效果就不太理想，则需要手术切除；如下肢静脉曲张合并血栓形成浅静脉炎，可于炎症消退后行手术治疗。

静脉炎不重需要治疗吗?

情况不重，可给予热敷、硫酸镁湿敷等简单处理，大多可自愈，一般不需要输液或者手术治疗。

对于浅静脉炎来说，最大的并发症即是深静脉血栓，如有下肢肿胀、红肿，给予简单处理后，效果不佳或者症状加重，应立刻就医治疗，行静脉B超检查，如有血栓还需要行抗凝药物治疗，预防血栓进一步发展。

如发现有静脉炎类似症状，应及时就医，以免延误病情。

患了浅静脉炎饮食应该注意什么？

血栓性浅静脉炎饮食忌辛辣、鱼虾、烟酒等刺激性食物，夏季应忌羊肉、狗肉等热量较大的食物，沿海地区由于生活习惯，海鲜类可以不忌，但应吃新鲜蔬菜，如菠菜、油菜、胡萝卜、白菜等含维生素C较高的蔬菜，瘦肉不限，每天临睡前服用一袋新鲜牛奶或香蕉。

另外，血栓性浅静脉炎日常注意事项有：

❶ 应低糖、低脂、低盐食物的摄入。

❷ 生活要规律，早睡早起，防寒保暖。

❸ 应注意不要长时间的打牌或久坐的娱乐活动，应在1小时左右站起来，锻炼下肢。

❹ 应该穿戴合适的循序减压袜来帮助静脉回流，减轻静脉压力。

❺ 如果胃肠道没有问题的话，可以服用阿司匹林肠溶片，每天100毫克，晚饭后服用或服用华法林，根据凝血指标调整用量。

在此提示大家在日常生活中一定要少食过于有刺激性的食品，生活中养成健康的饮食习惯以确保对疾病的有效控制，此外更要积极、配合的治疗，善于发现病症解决疾病。

浅静脉炎都有哪些预防措施？

浅静脉炎在我们的生活中并不罕见，很多人在发病以后就会手忙脚乱，不知如何是好，其实，治疗的最根本就在于预防，引用《黄帝内经》上一句话，"上医治未病，方无尚也，垂经论焉"。只要静脉炎预防到位，就可以抵御此类疾病的侵害。

引起静脉血栓形成的病因有很多，

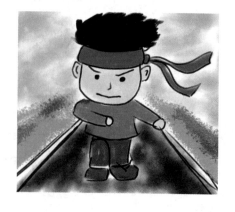

如手术、妊娠、创伤、分娩、恶性肿瘤、心脏病、口服避孕药、长期站立、久坐、下蹲、久卧以及受潮等,较常见的原因是各种外科手术后引发。静脉炎多发生于长期静脉注射后,造成静脉血管发炎,患者周围皮肤可呈现充血性红斑,有时伴有水肿,以后逐渐消退,充血被色素沉着代替,红斑转变成棕褐色。

在日常的预防保健工作要做到哪些呢?

适当保暖: 在寒冷季节和在有空调的房间中适当保暖,这对于脉管炎患者来说十分重要。寒冷将使血管收缩血流量更加减少,缺血引起的症状愈加严重。

防止创伤,及时治疗: 创伤不仅加重血管损伤和痉挛,而且使已处于缺血状态的肢体抗感染力下降,造成伤口不易愈合。

患肢锻炼: 功能锻炼不仅可以防止肌肉萎缩而且使肢体的血流量增加,促使血管侧支开放,保持肢体活动能力。

降低血液黏稠度: 血液流动速度缓慢,血液黏稠度增加,可引起血栓形成,使原已狭窄的动脉完全阻塞。治疗上可多饮水,平时多食黑木耳,并可在医生指导下服用小剂量阿司匹林。

在此,建议患者和家属,病发缘由仍是要去医院进行科学规范的检查之后才可断定,主张尽快到规范医院就诊,以便查明缘由后可以及时针对性的医治,避免延误最好医治时机。

> ## 浅静脉炎有哪些治疗误区?

◎ 浅静脉炎大部分为无菌性炎症,一般不需要抗生素治疗。

◎ 但如果体温高于正常(36~37℃),可行血常规检查,如白细胞水平高,提示为细菌性炎症,可给予抗生素治疗。

◎ 具体治疗方式一定需就诊于正规医院,切不可自行用药,以免发生危险。

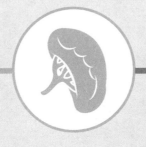

感染的第三条人体生命线

急性淋巴管炎

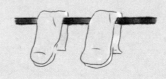

淋巴管炎是一种什么样的疾病？

淋巴系统是人体重要的防御系统（免疫器官）由淋巴管道、淋巴器官和淋巴组织构成。主要功能之一是过滤并对抗外来入侵的病毒及细菌，另外，淋巴系统来排除积聚的液体，恢复正常的液体循环，若机体正气不足，细菌侵入淋巴管，就形成淋巴管炎。

淋巴管炎多数是致病菌（溶血性链球菌较为常见）通过皮肤破损处或其他感染源蔓延到邻近淋巴管所引起。

❶ 感染局限于皮肤内淋巴网的称为"网状淋巴管炎"。

❷ 病变在浅部淋巴管时，叫"浅层淋巴管"，呈一条或多条红线，红线坚硬，有压痛，自原发感染处引向淋巴结，这类淋巴管炎比较常见。

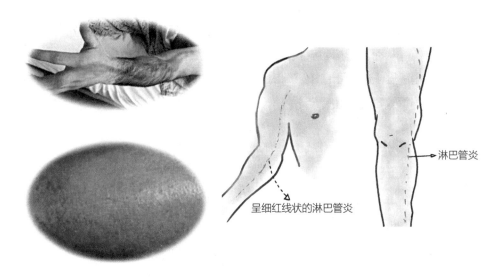

呈细红线状的淋巴管炎

淋巴管炎

丹毒和急性淋巴管炎有什么关系？

急性淋巴管炎分为急性管状淋巴结炎和急性网状淋巴炎，主要根据表现来分类的，其中急性网状淋巴管炎就是"丹毒"，急性淋巴管炎其实就是包括"丹毒"和急性管状淋巴管炎。

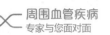

丹毒这种病，它的名字是因皮肤颜色发红如丹而取得的，虽然叫毒，却不是由病毒感染的，是由细菌侵入皮肤而引起的急性淋巴管炎。

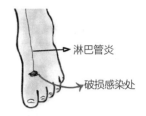

淋巴管炎

破损感染处

急性淋巴管炎有哪些常见的诱因？

多数是由于致病菌引起，可能来源于口咽炎症、足部真菌感染、皮肤损伤以及各种皮肤、皮下化脓性感染。部分患者病因不明。

脚气会引起淋巴管炎吗？

脚气专业名称叫足癣，是由致病性真菌引起的足部皮肤病，具有传染性。在我国，足癣的发病率高。由于人的足底和趾间没有皮脂腺，而这些部位的皮肤汗腺却很丰富，从而缺乏抑制皮肤丝状真菌的脂肪酸，生理防御功能较差，局部潮湿温暖，角质层中的角蛋白丰富，对真菌的生长十分有利，若足部皮肤溃破，细菌侵入淋巴管较容易引起感染。

急性淋巴管炎常发生于哪些部位？

丹毒好发于下肢及面部；急性淋巴管炎好发于四肢。

急性淋巴管炎的早期症状有哪些？

全身症状：有发热、头痛、全身不适，厌食，血常规白细胞计数增加。
局部症状：感染部位红、肿、热、痛（一条或数条"红线"，皮肤红色斑块）。

急性淋巴管炎需要做哪些检查?

急性淋巴管炎患者常常会去做血常规检查,该病诊断主要依靠患者症状及相关表现。

血常规可提示存在感染,但不能提示感染源在哪里。

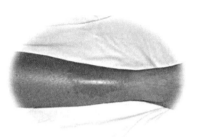

急性淋巴管炎自己会痊愈吗?

一般情况下急性淋巴管炎不会自己痊愈。需要在医生及药物的帮助下可达到痊愈的效果。

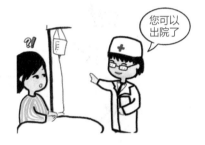

您可以出院了

急性淋巴管炎如何治疗?

❶ 局部热敷、理疗:局部50%硫酸镁湿敷,鱼石脂软膏、如意金黄散外敷,抬高患肢,促进淋巴回流。

❷ 有全身症状者,行抗菌抗感染治疗。

❸ 必要时切开引流。

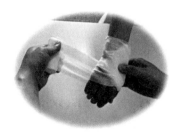
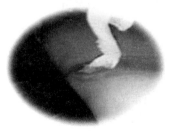

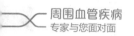
为什么淋巴管炎会反复发作?

若淋巴管因炎症,致阻塞、回流不畅,淋巴管炎就会反复发作,可以理解为"闭门留寇,邪不去,救兵不来"。

急性淋巴管炎怎么进行家庭护理?

❶ 局部清洁换药   ❷ 抬高患肢,促进下肢血液回流。

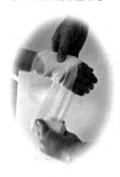   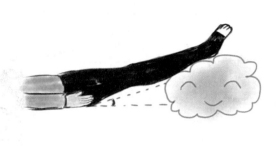

急性淋巴管炎应该怎么预防?

应积极寻找可导致致病菌进入的皮肤病变如湿疹的搔抓、破损或外伤,一旦发现这些皮肤病变应积极治疗。最常见、易被忽视而未予治疗的易感因素是足癣,可成为细菌进入皮肤的门户。

急性淋巴管炎的发生有两个基本条件。

一是皮肤有破口,细菌可经破口侵入引发感染。因而要预防下肢皮肤外伤、烧伤、冻伤、足皲裂等;还要积极治疗下肢皮肤损害性疾病,如皮肤病、足癣、慢性溃疡、血管炎和糖尿病坏死等。

二是局部皮肤抵抗力下降。引起抵抗力下降的常见病有大隐静脉曲张、血栓性静脉炎、丝虫病象皮肿和皮肤慢性营养不良等病，可并发局部皮肤淤血、缺氧、循环不良，致抗病能力下降，成为丹毒复发的内因。

祛除病因，改善局部缺氧、缺血，增强抗病能力，防止丹毒复发；切忌过度疲劳，长久站立；下肢注意保暖；当丹毒部位皮肤出现疼、痒不适时，不可用力挤、捏；患部可用中药或食醋加热浴洗，增强局部血循环；吃药预防复发无济于事，长期服用抗菌素还会产生耐药性和副作用；一旦出现复发征兆时，需立即用药。

老年人怎么预防急性下肢淋巴管炎？

注意脚卫生，常洗脚，注意勿损伤局部皮肤（屏障）。

好多患者都是因为"脚气"，怎样才能治疗及预防脚气呢？

脚气专业名称叫足癣，是由致病性真菌引起的足部皮肤病，具有传染性。脚气并非脚气病，它们是性质截然不同的两种疾病。

脚气多指脚癣，是由浅部真菌引起的皮肤癣菌感染性疾患。发病后，真菌首先侵入脚趾间，出现水疱、脱皮及皮肤发白、湿润等症。常因奇痒难忍搔抓而蔓延至脚底和脚背边缘，严重者可终年不愈。治疗脚气可擦拭癣药水或药膏，同时注意脚部的清洁卫生与干燥，鞋袜宜经常日晒消毒和换洗。

预防措施：

❶ 要保持脚的清洁干燥，汗脚要治疗。勤换鞋袜，趾缝紧密的人可用草纸夹在中间，以吸水通气。鞋子要通气良好。

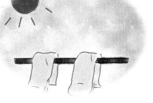

❷ 不要用别人的拖鞋、浴巾、擦布等，不要在澡堂、游泳池旁的污水中行走。

❸ 公用澡堂、游泳池要做到污水经常处理，用漂白粉或氯胺消毒，要形成制度，以防相互传染脚气。

❹ 饮食上要多吃些含有维生素B的食物，多补充些维生素；选择针对性的药物进行治疗，要坚持用药，不要乱用药；注意饮食避免可乐饮料、谷类、加工

食品、糖等食物；应摄取大量的生鲜蔬果、适量的鱼及鸡肉（不含皮）；勿食油炸、油腻食物；补充营养素。

⑤ 如果是脚气的话，就要选择针对性的药物进行治疗，要坚持用药，不要乱用药。

急性淋巴管炎饮食应该注意什么？

❶ 多休息，不要过于疲劳。过度劳累，能耗伤人体的气血，使机体抵抗能力下降。应劳逸结合，加强体育锻炼，提高机体的抗病能力。

❷ 要保持良好的卫生习惯，为防止接触性传染，不与家人共用洁具，每天要用温水洗脚，切忌用太热的水烫脚。

❸ 饮食应该禁忌酒类、辛辣物，多饮开水。日常饮食以清淡为主，如牛、羊肉及海鲜等偏热的食物及辛辣的食物在发病时都不能吃，因为这些食物不但刺激患者，而且还会使病情加重。

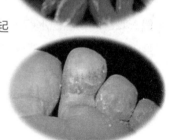

❹ 治好足癣，丹毒经常是由一些癣类疾病引起的，如甲癣、脚癣等，想要预防下肢丹毒则应该治好足癣。

❺ 在全身和局部症状消失后，尚须继续用药数日，不宜过早停药，以防复发。